TRAITÉ

DES AFFECTIONS VAPOREUSES

DES DEUX SEXES.

TOME III.

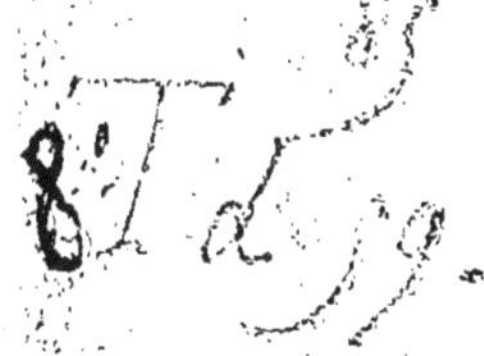

SUPPLÉMENT

AU

TRAITÉ

DES AFFECTIONS VAPOREUSES

DES DEUX SEXES,

OU

MALADIES NERVEUSES,

Dans lequel on trouve, 1°. une Nouvelle Edition, considérablement augmentée, du MÉMOIRE ET DES OBSERVATIONS CLINIQUES SUR L'ABUS DU QUINQUINA; 2°. la RÉFUTATION DE LA DOCTRINE MÉDICALE DE BROWN; 3°. Une NOTICE SUR L'ELECTRICITÉ, LE GALVANISME ET LE MAGNÉTISME;

PAR PIERRE POMME, Médecin de la faculté de Montpellier, Membre de la Société Académique des Sciences de Paris, des Sociétés de Vaucluse et de Marseille, etc. etc.

TOME III.

A PARIS,

CHEZ GUSSAC, IMPRIMEUR-LIBRAIRE, Rue Croix-des-Petits-Champs, n°. 33.

AN XII. — 1804.

Veritatem dies aperit.

SENEQUE, *de ira.*

AVANT-PROPOS.

Entraîné par un zèle qui ne connut jamais de borne, je n'ai pas vu avec indifférence les maux que l'on procuroit à mes concitoyens, en les livrant, sans retenue, au quinquina, dans les accès de fièvre qui règnent souvent dans la ville d'Arles, et dans les environs; ce qui m'engagea à publier certains documens pour remédier à cet abus; documens que M. Baumes auroit dû prendre pour lui, au lieu de les censurer dans son journal, avec la dernière indécence; ce qui m'obligea de donner, coup sur coup, une seconde édition de ce petit opuscule, à laquelle j'ajoutai des observations cliniques, qui autorisent mon opinion sur l'abus du quinquina.

Mais, *en mangeant l'appétit vient,* nous dit un vieux proverbe ; et en effet, en arrivant à Paris, l'année passée, je rencontrai sur mes pas des médecins fortement imbus des préceptes de Brown (1), préceptes erronés et contradictoires avec les miens. Je crus alors qu'il étoit de mon devoir de censurer cet ouvrage ; ce que je fis par une Notice, que je lus à la Société académique des sciences de Paris, dans sa séance du 11 thermidor an XI, quelques jours après ma réception.

Ayant trouvé ensuite, dans cette société de savans, des partisans zélés de l'électricité, du galvanisme et du

---

(1) Doctrine médicale de Brown, traduite par Bertin, à Paris, 1798, chez Théophile Barrois.

magnétisme, je voulus arrêter cet enthousiasme, en donnant mon avis sur toutes ces opérations électriques, dont l'application n'est pas toujours sans danger. Je lus, en conséquence, dans la séance du 20 thermidor suivant, une seconde notice sur cette matière, en contradiction avec celle que l'on avoit lue dans une séance précédente ; ce qui me met aujourd'hui en bute à tous les partisans de cette nouvelle médecine, sans que j'en sois effrayé ; parce que là, où est la science , est la raison , et cette seule considération assure mon triomphe.

Mais quel a été mon motif en m'élevant avec force contre toutes ces nouveautés? L'humanité, sans doute, qui fut toujours mon idole.

Tel est le sujet de cette nouvelle édition de mon mémoire sur l'abus du quinquina, à laquelle j'ajoute la réfutation de la doctrine médicale de Brown, et une notice sur l'électricité, le galvanisme, et le magnétisme, avec les réflexions qui découlent naturellement des erreurs que je combats.

Vous savans en tout genre, beaucoup trop prévenus en faveur de toutes ces nouveautés, je vous vois froncer le sourcil, avant de m'avoir lu, et d'avoir prononcé sur mon opinion. Vous médecins, vous paroissez déjà offensés, parce que les vérités que je vous ai annoncées tant de fois vous déplaisent. Mais cette sainte vérité est toujours bonne à entendre ; je crois vous l'avoir dite toute entière ; c'est à vous à présent à me contredire, si vous le pouvez.

MÉMOIRE

ET

OBSERVATIONS CLINIQUES

SUR L'ABUS DU QUINQUINA.

Une société savante du Nord, me demande si les fièvres d'accès sont aussi communes à Arles, que dans tout le reste du Midi de la France ; comment on les traite, et quel est le fruit du traitement que l'on emploie ? C'est une ample instruction, sans doute, que l'on veut ; c'est pourquoi je commencerai par donner une idée succincte de notre localité : cette description topographique ne sera pas inutile pour répondre avec fruit à cette importante question.

Arles est entourée de marais, ainsi que la plupart des communes du troisième arrondissement du département des Bouches-du-Rhône ; elle est exposée depuis quelques années, à de fréquentes irruptions du fleuve qui baigne ses murs ; elle a essuyé, en l'an X et en l'an XI , deux inondations qui ont ruiné ses habitans (1) ; elle ne peut donc pas être regardée comme une ville saine, quoiqu'elle soit exposée aux vents de l'ouest et de nord-ouest, qui souflent souvent avec impétuosité (2). Ses habitans sont sujets aux fièvres d'accès, et aux fièvres putrides bilieuses. Si on en demande la raison, on la trouve d'abord dans l'influence des exalaisons marécageuses qui entourent cette ville de toute part; lesquelles exhalaisons vicient l'atmosphère , influent sur nous, en se communiquant par les pores inhalans de la superficie du corps, au sang, aux autres humeurs, et de-là aux sécrétions. La masse ainsi viciée

---

(1) Pourquoi donc est-elle exposée cette ville à dé fréquentes inondations ? C'est que les chaussées du Rhône sont entièrement dégradées depuis la révolution ; et que les propriétaires riverains du fleuve, composant une association appellée *des chaussées*, sont hors d'état de les réparer, de sorte qu'il sont exposés annuellement aux ravages de ce fleuve impétueux; et le seront , tant que les réparations, dont il s'agit , ne seront pas faites, et que la commune de Tarascon , qui est supérieure à Arles , ne fera pas les siennes.

(2) *A septentrionalibus ventis tuta ac protecta ea civitas existit.* Hippocrate: *De aere aquis, et locis.*

engendre ces sortes de fièvres, quelquefois putrides simples, quelquefois pernicieuses, ou malignes; enfin, des accès de fièvres tierce, quarte, double quarte, double tierce, etc.

Telles sont les maladies endémiques qui règnent à Arles. L'été est la saison la plus dangéreuse; l'ardeur du soleil dessèche nos marais en tout ou en partie; les plantes aquatiques qui se putrifient infectent l'air déjà méphytisé; toute la nature enfin, s'il est permis de m'exprimer ainsi, souffre de cette contagion. J'ajouterai, non sans indignation, qu'une police indifférente favorise elle-même cette contagion, en laissant croupir dans les rues les ordures du jour, et celles du lendemain, ainsi que les fumiers qu'elle permet d'accumuler dans certains quartiers de la ville, ce qui augmente beaucoup notre insalubrité.

Il est visible que si on ne se hâte de travailler au dessèchement des marais, à écarter de nous les immondices des rues, et celles des fossés (1) qui entourent nos ramparts, dans

____

(1) Cette première représentation a eu son effet. Le maire d'Arles a fait travailler tout de suite au repurgement des fossés en question du côté du midi; l'eau du canal de Crapone y coule aujourd'hui avec liberté, et les fumiers ont été enlevés.

lesquels se dégorgent les égoûts de la ville;
de relever les chaussées du Rhône qui sont
entièrement dégradées depuis Tarascon
jusqu'à la mer; la génération actuelle, qui
compte 20,000 ames, souffrira toujours plus,
et la dépopulation totale de cette belle con-
trée en sera la suite.

Mais comment travailler à ce dessèchement
si desiré? Comment des propriétaires écrasés
par des impositions locales que nécessite l'entretien de certains canaux qu'ils ont été obligés de construire pour le besoin de l'agricul-
ture, et encore par des impositions foncières
exorbitantes et inégales, ordonnées par le
conseil de préfecture du département, où
les Marseillois dominent impérieusement
par la supériorité des votans; contributions
qui enlèvent, à la plupart des propriétaires,
tout le produit de leurs terres inondées et
submergées, devenues aujourd'hui des marais? Comment donc ces malheureux propriétaires pourront-ils travailler, eux seuls, à ce
dessèchement, en rouvrant des canaux obli-
térés depuis un siècle?

Non jamais les habitans, y compris les fo-
rains qui possèdent les deux tiers de notre
territoire, ne pourront se charger d'une si
grande entreprise. Obligés de veiller conti-

nuellement à l'entretien des chaussées du Rhône, et celles du *Végueirat* (1), entière-ment dégradées depuis les dernières inonda-tions ; chargés, en outre, du repurgement an-nuel de certains canaux, appellés *roubines*, qui portent l'eau du Rhône jusque dans les terres les plus éloignées, pour servir à l'abreuvage des bestiaux (2), ils sont aujourd'hui sans moyens (3). Et comment ne seroient-ils pas épuisés ces malheureux propriétaires, quand une armée de brigands, sortis de Marseille, dévasta leurs campagnes en 1792, et leur enleva quatorze cent mille livres, les armes à la main; quand d'autres hommes, que je ne veux pas nommer, pour ne pas reveiller des haines mal éteintes, les imposèrent ar-

---

(1) Canal d'écoulage, qui tire les eaux superflues de-puis St.-Remy jusqu'à la mer, qui traverse le terrain appellé *Trebon*, et celui appellé *plan du bourg*, et qui parcourt un espace de dix lieues.

(2) Les travaux en question absorbent annuellement un capital de 325,393 liv. Telles sont les charges lo-cales auxquelles on ne veut pas avoir égard.

(3) Ils sont tellement sans moyens, que les étrangers ont acheté et achetent journellement tous les biens nationaux et autres propriétés, dont les malheurs du temps ont nécessité la vente.

bitrairement pour six cent mille livres (1)? aussi ce malheureux pays tend-il à sa destruction, s'il n'est pas promptement secouru. Sorti une fois des marais, par l'industrie de certains Hollandais qui vinrent à notre secours, il redeviendroit bientôt un marais; *et in paludem reverteris*, comme a dit un sage qui connoissoit, depuis son enfance, tout ce qui regarde le dessèchement en question.

Il n'y a donc que le gouvernement paternel, sous lequel nous avons le bonheur de vivre aujourd'hui, qui puisse travailler avec fruit à ce dessèchement; c'est ce que nous ne cessons de lui demander; et pourquoi désespérerions-nous d'obtenir cette grace?

─────────────────────

(1) Je fus président de la municipalité, après le 9 thermidor. Mon premier soin fut de faire oublier le passé, et de travailler à une réconciliation générale. Je crus y avoir réussi, puisqu'on m'avoit tout promis dans une assemblée nombreuse, tenue chez le commissaire de marine, où j'avois embrassé trés-cordialement nos plus cruels ennemis. Le jour étoit donné où cette réconciliation devoit éclater; j'étois au comble de la joie, quand on vint m'annoncer que tout étoit rompu; ce ne fut pas du côté de ceux que je représentois, que s'éleva cette difficulté insurmontable, mais du côté opposé. Néanmoins depuis cette époque, à jamais mémorable, la tranquillité règne dans cette commune, et rien ne pourra la troubler.

On parle en ce moment d'un canal projetté, s'il n'est pas déjà commencé, qui portera nos eaux superflues jusqu'au port de Bouc, et qui servira, en même temps, à la navigation. Voilà donc une première tentative, qui, si elle ne réussit pas entièrement à nous dessé-cher, nous apprendra au moins que, pour parvenir à ce but, il faut, de nécessité, rouvrir les anciens canaux des Hollandais, d'après l'avis de trois de nos concitoyens, tous plus estimables, dont nous lisons avec recon-noissance les écrits qu'ils ont publiés depuis peu, sur cette matière (*Legier, Truchet et Laudun*). Il est à desirer que ces écrits, aussi lumineux que concluants, soient connus du gouvernement, et qu'ils soient écoutés sans prévention; la commune d'Arles reprendra alors sa première splendeur (1), et son an-cienne salubrité.

---

(1) Le citoyen Volney, membre du Sénat conser-vateur, est venu à Arles ces jours derniers (mois de nivôse an XII); il a vu une partie de notre terroir sous les eaux; il a appris avec étonnement que la ville la plus considérable du troisième arrondissement, étoit traitée comme un village, puisqu'elle n'a ni sous-préfet, ni tribunal civil, ni le bureau des hypo-thèques, et que pour tous ces objets, elle est obligée de recourir à Tarascon, qui n'a pas la moitié de notre

Je n'en dirai pas davantage sur cet article, tout intéressant qu'il est. Les auteurs que je viens de citer, ont traité cette matière avec tant de sagacité, que je ne pourrois que les répéter, ce qui auroit l'air d'un plagiat. Mon seul objet étant de répondre à la question que l'on me fait, je reviens sur elle. La voici :

Comment traite-t-on les fièvres d'accès à Arles ? Et quel est le fruit du traitement que l'on emploie ? Je répondrai, avec franchise, que les maux qui résultent du traitement qui est en vigueur depuis long-temps ici, et dans tout le midi, sont infinis. Je citerai par préférence Nîmes, St.-Gilles, Beaucaire, Taras-

---

population, ce qui est aussi dispendieux qu'humiliant pour elle. Il a convenu alors qu'Arles étoit la ville la plus maltraitée de toute la République. Il a promis, en partant pour Paris, de parler en sa faveur ; mais sera-t-il écouté ? S'il faut en juger par l'inutilité de nos réclamations ; hélas ! il n'est que trop vraisemblable que nons resterons tels que nous sommes ; c'est-à-dire malheureux, puisque tout a conspiré à notre perte. Le préfet du département (Thibaudeau, conseiller-d'état), est venu à son tour ; il a tout vu, il a entendu nos doléances ; il a conclu que notre commune avoit besoin de secours ; et la manière obligeante avec laquelle il nous a reçu, nous fait espérer qu'il nous en procurera.

con, St.-Remy, Avignon, Marseille, Toulon, Brignoles, etc, et tous les villages voisins de ces grandes villes, qui participent conséquemment à cette influence marécageuse.

Le début de ce traitement est sage, sans doute ; c'est à un émétique que l'on a d'abord recours, pour évacuer l'estomac et les premières voies ; pour attaquer ainsi le mal dans sa source. On purge ensuite ; après quoi on livre le malade au quinquina, sans autre formalité ; et c'est avec une confiance sans borne, puisqu'on lui en fait prendre encore par précaution.

Ce puissant fébrifuge fixe la fièvre, il est vrai ; mais elle revient. Agissant par sa vertu astringente, sur les vaisseaux capillaires, le quinquina ferme l'entrée à la matière fébrile ; celle-ci se cantone, pour reparoître, quand le fébrifuge aura cessé d'agir sur elle, et la rechûte n'est pas loin. Elle reparoîtra, en effet, cette rechûte ; mais le quinquina en triomphera toujours ; et de chûtes en rechûtes, on éternise le mal au détriment du sujet que l'on traite.

La fièvre devient alors continue ou lente ; les sécrétions souffrent plus ou moins ; les viscères s'obstruent ; les enflures succèdent ; les purgatifs et les diurétiques chauds sont employés avec la même profusion ; ils trouvent les solides déjà très-irrités, et peu disposés à recevoir les nouvelles irritations que procurent ces sortes de remèdes, et l'hydropisie ascite, et quelquefois la tympanite en sont la fin. Nos hôpitaux attestent cette triste vérité. Voilà ce qui se passe à Arles, et dans toutes les villes que j'ai citées, si ce n'est pas dans toute la République, comme je le dirai ailleurs.

Je pourrois appuyer cette assertion par des exemples frappans ; mais le tableau que je présenterois seroit trop effrayant, ce seroit un vrai martyrologe ; plus d'un médecin, et plusieurs chirurgiens pourroient reconnoître les victimes qu'ils ont immolées, sans s'en douter, par cette funeste pratique ; et comme je n'écris pas pour les offenser, mais pour les instruire, je me tais.

Comment donc remédier à ce désordre médical ? L'expérience seule peut nous l'apprendre. Le grand art consiste à évacuer les premières voies par un émétique, s'il n'y a pas de contre-indication, comme le pratiquent ceux là même que je veux corriger ; de donner après un ou deux purgatifs, si des symptômes de plénitude l'exigent, et de laisser ensuite épuiser la matière fébrile, sous le régime le plus sévère, accompagné d'une boisson abondante, d'une tisanne rafraîchissante.

Cette pratique étoit connue de Sydenham. Ce praticien célèbre connoissoit ce que pouvoient faire la fièvre et la nature en pareille circonstance; il savoit que celle-ci étoit en état de broyer elle-même cette matière fébrile, et de la travailler à la faveur de l'oscillation des vaisseaux; et que, devenue par-là, plus fluide et plus coulante, elle enfileroit les couloirs extérieurs du corps. Mais si après une épreuve suffisante, l'accès de fièvre reparoissoit, il avoit recours, alors, au quinquina, dont cependant il redoutoit les effets.

C'est, nous dit-il, un effort de la nature: *naturæ conamen, materiæ morbificæ exterminationem in ægri salutem, omni ope molientis.* Laissons donc agir la nature sans la troubler; et en effet, il n'est pas rare que des accès de fièvre ayent disparu après le septième, sans le secours du quinquina. Il n'y a aucun médecin qui n'en ait vu des exemples.

Plusieurs auteurs l'ont publiée cette sage pratique, après Sydenham. Telles sont les leçons que l'emploi illimité de cette écorce précieuse nous a faites dans le cours d'une pratique de cinquante ans. Quant à la fièvre quarte, je prononce hardiment, qu'après avoir tenté inutilement de la guérir avec tous les remèdes connus, comme vins médicinaux, poudres, opiats et autres ; il faut l'abandonner tout-à-fait, pour éviter la mort. C'est à ces conditions qu'elle disparoîtra infailliblement tôt ou tard.

Mais le traitement que je viens d'indiquer convient-il dans tous les cas, et ne rencontre-t'on pas, souvent, des tempéramens assez irritables, pour se faire respecter ? C'est-à-dire pour faire craindre au médecin les suites fâcheuses de plus grandes irritations, quand il aura employé les purgatif, et le quinquina sans correctif ? Cette question n'est pas indiscrète, puisqu'en effet, on rencontre assez souvent des tempéramens très-irritables, tant chez les hommes que chez les femmes ; tempéramens qui s'effarouchent d'abord à l'approche de tout remède actif, quel qu'il soit, et le quinquina est assurément de ce nombre ; dans lequel cas, l'eau de poulet doit être employée comme le seul spécifique (1).

---

(1) Les nouvelles expériences sur la gélatine que vient de publier M. Séguin, membre de l'Institut, attestent l'efficacité de l'eau de poulet en pareil cas, puisque le mucilage de celle-ci, comparé avec celui de la gélatine, forme déjà un préjugé qui lui est favorable.

Je

Je vois avec satisfaction que cette pratique est connue depuis peu de plusieurs médecins assez expérimentés pour avoir éprouvé les dangers d'une pratique contraire; mais si on la connoît aujourd'hui à Arles, le plus grand nombre ailleurs la méprise. Combien de fois n'ai-je pas entendu certains énergumènes déclamer contre cette boisson si salutaire dans nos climats ? Que signifie donc, disent-ils, cette eau de poulet ? Comment pourroit-on nous persuader qu'un petit poulet de la grosseur d'une caille, tout au plus, ou qu'un morceau équivalent de veau, ou d'agneau, qui remplacent le poulet dans le besoin, que l'on fait bouillir dans un grand vehicule d'eau un seul quart-d'heure; comment donc cette viande pourra-t-elle fournir à l'eau assez de mucilage, pour lui communiquer une vertu adoucissante et relâchante ? D'où ils concluent, sans trop approfondir l'action de ce remède, que cette boisson n'est que de l'eau claire, et que conséquemment elle n'est bonne à rien ; tandis que, je soutiens, que ne fut-elle que de l'eau claire, elle seroit bonne encore à quelque chose.

J'avouerai que je ne m'attendois pas à cette ridicule objection, dans un pays sur-tout où les effets de cette salutaire boisson sont si connus, que les malades eux-mêmes y ont recours, à l'insçu de ceux qui déclament si indécemment contre elle ; dans un pays où l'on a vu, et où l'on voit journellement des effets de ce remède beaucoup trop concluans pour ne pas rougir de les rejetter, ou de les révoquer en doute, sans prendre la peine de les apprécier, au mépris de toute pudeur. Mais de quoi ne s'avise pas la critique ? et quel est l'homme qui soit à l'abri de ses coups, de la part de certains esprits toujours prévenus ou intéressés à décrier une nouveauté, quand ils ne l'ont pas enfantée (1) ?

Sans nous appesantir davantage sur cette plate critique, nous apprendrons aux détracteurs de l'eau de poulet, que le mucilage que fournit à l'eau cette chair gelatineuse par une courte ébullition, est précisément celui que la médecine moderne y a puisé,

---

(1) C'est son emploi actuel qui constitue cette nouveauté ; car on sait depuis long-temps, que cette boisson étoit connue sous le règne de Louis XIV ; puisque mademoiselle de Montpensier en faisoit usage. (Voyez ses mémoires, tom. V, pag. 95.)

pour remplacer celui que l'homme a perdu par ses excès; celui-là même qui enveloppoit ses nerfs et qui les garantissoit des impressions fâcheuses, que la grande âcreté des humeurs fait sur eux, quand elles ont perdu leur véhicule.

C'est cette eau de poulet si analogue au *mucus* qui enveloppe les nerfs, qui répare cette perte, et qui guérit en pareille circonstance; sans que je prétende jamais en autoriser l'excès. Les guérisons surprenantes qu'elle opère tous les jours, tant en France que chez l'étranger, quand on lui associe, sur-tout, les bains tièdes frais, ou froids, dans tous les cas de l'affection nerveuse, doivent fermer la bouche à ces critiques mal-intentionnés, soit dit en passant.

Mais que deviendra la fièvre que nous appelons *pernicieuse*, si on ne se hâte de recourir au quinquina? C'est ici, en effet, le triomphe de ce puissant spécifique. La matière fébrile est alors si abondante, et par fois si grossière, que son entrée dans le sang par les veines lactées peut occasionner des ravages affreux, l'inonder tout-à-coup, l'entraver tellement dans sa marche, que dans peu la machine entière crouleroit sous son poids, si on ne se hâtoit promptement de la secourir. C'est ici où le vrai médecin doit saisir la nature en défaut, et la redresser promptement ; c'est ici qu'il a recours au quinquina, et qu'il réussit.

Principiis obsta, sero medicina paratur, cùm mala per longas invaluere moras; nous dit Ovide, d'après Hippocrate. Pressons-nous donc de fixer cette matière fébrile ; pressons-nous de l'arrêter dans son cours, ce qui nous donnera le temps de l'expulser au-dehors par les voies inférieures; c'est ce que je vois pratiquer à Arles, sous mes yeux, par tous les médecins de cette ville, et avec fruit.

J'en ai fait l'épreuve sur moi-même depuis peu; c'est aux soins empressés de mon collègue (M. Bret) que j'ai résisté, à mon âge, par le secours du quinquina, à une fièvre de ce caractère. J'aime à publier ici tout ce que la reconnoissance exige de moi, étant bien convaincu que je lui dois mon existence.

Il en sera de même dans toutes les fièvres putrides et malignes, où il faut réveiller le ton des solides engourdis, et diviser cette matière fébrile qui a de la peine à circuler avec le reste de la masse des humeurs, et qui, engorgeant les viscères, et sur-tout le cerveau, menace le malade d'une mort prompte et inévitable. Le quinquina triomphera encore ici; il agira comme antiseptique et cordial , et si on seconde ses effets par des émétiques et des vésicatoires répétés , on aura la satisfaction de sauver la vie à plus d'un malade , dont je fournirai des exemples en son lieu.

Que l'on chante ici les merveilles du quinquina , j'y consens ; mais on avouera sans peine que ces sortes de cas sont plus rares que ceux que j'ai désignés plus haut, où cette écorce fameuse , que l'on nous présente aujourd'hui sous deux couleurs , produit des effets diamétralement opposés à ceux-ci. C'est ce que j'ai prétendu divulguer , pour prévenir les ravages qu'une pratique aveugle produit journellement sous mes yeux.

Hippocrate nous dit , que de quelque manière que la fièvre cesse , elle est sans danger. *Quocumque modo intermiserit febris periculo caret.* Ce père de la médecine , qui a désigné la fièvre d'accès par cet aphorisme , connoissoit parfaitement le danger qu'il y avoit de la guérir trop tôt; il nous recommande de ne recourir aux fébrifuges qu'après une longue dépuration des humeurs , et conséquemment de ne les employer que fort tard ; et c'est d'après l'abus qu'on en faisoit de son temps, qu'il s'écrioit: *periculo caret*. Quoique les fébrifuges de ce temps-là ne fussent pas si actifs, tant s'en faut, que le quinquina. Que craignez-vous, disoit-il, à ses disciples? laissez agir la nature et la fièvre sur elle-même ; sachez qu'elle ne tue pas, *periculo caret* ; mais sachez que les remèdes, c'est-à-dire les fébrifuges, tuent, quand on les emploie sans précaution, et sans discernement. C'est d'après lui que je prononce anathême au quinquina, quand on l'emploiera sans connoissance de cause, et avec une prodigalité sans borne, au détriment des humains.

Je déclare en finissant ces premiers documens, qu'en m'élevant avec force contre la pratique vulgaire, je n'ai eu d'autre intention, que d'éclairer mes concitoyens, et de les satisfaire sur la demande qu'ils m'ont faite à ce sujet (1). Je répète donc pour la

______

(1) Ce fut dans une société d'amis, tous plus éclairés, qui, s'entretenant dans une soirée des maux qui résultoient de cette prodigalité effrayante de quinquina, me demandèrent de leur donner quelques documens sur cet article ; ce que je fis, non sans peine, parce que je prévoyois tout ce qui est arrivé ; c'est-à-dire que je déplairois à beaucoup de

troisième fois que mon intention ne fut jamais d'offenser personne, encore moins des collègues que j'aime et que j'estime. J'ajoute que la saignée, dont je n'ai pas cru nécessaire de parler dans mon opuscule, est indispensable dans le traitement de ces sortes de fièvre, dans le cas où la plénitude du poulx, la dureté, et certaines dispositions inflammatoires l'exigent avant d'employer l'émétique, et autres évacuans; ce qui est connu de tous les médecins, et principalement dans les fièvres du printemps.

Ici finit mon premier essai sur l'abus du quinquina. L'amour de mon état, celui dont je suis animé pour le soulagement de mes semblables, me sont garans de la pureté de mes intentions; mais la rivalité en jugea autrement. Un homme, très-estimable d'ailleurs, que je n'avois pas en vue assurément, voulut prendre pour lui les avis que je venois de donner à nos concitoyens; il fut chez mon imprimeur, il surprit mon manuscrit, et prépara de suite une critique beaucoup trop amère, et peu s'en fallut, qu'il ne me gagna de vîtesse. M. Baumes, son ami,

monde; mais le zèle l'emporta sur cette considération, et je ne m'en repens pas.

professeur à Montpellier, et journaliste en même temps, prévenu par lui sans doute, prépara ses foudres et ses carraux; de sorte que ma petite brochure, la diatribe du critique en question, et celle de M. Baumes parurent ensemble; c'est ce qui donna lieu à une seconde édition, à laquelle j'ai ajouté des observations intéressantes pour soutenir mon opinion. D'autres raisons que je dirai ailleurs ont donné lieu à cette troisième, que je fortifie d'autres observations plus intéressantes encore, avec des corollaires pour l'instruction de M. Baumes et de ses élèves. Si ces deux critiques veulent encore y répondre, ils en sont bien les maîtres; mais qu'ils sachent que j'ai répondu, pendant 40 ans, à nombre de critiques que j'ai fait taire. Il y a plus encore; c'est que tous ces adversaires, si redoutables en apparence, sont morts, quoique plus jeunes que moi. La providence qui a pris plaisir sans doute à me voir défendre avec tant de chaleur la cause des humains, l'a voulu ainsi pour leur avantage.

Prenez donc garde à vous, M. Baumes. Je vous préviens en outre, que le Journal des Arts, des Sciences et de Littérature contiendra à l'avenir l'annonce de mes productions, ainsi que les réponses subites que je ferai à de

nouveaux critiques, s'il s'en trouve. Cette précaution est d'autant plus nécessaire , que les
Journaux de médecine me sont interdits depuis long-temps , et conséquemment celui
de Montpellier , puisque M. Baumes en est
le rédacteur. C'est donc là où je les attends ,
et si je ne leur ai pas tout dit , j'y reviendrai,
fallut-il composer un autre volume (1).

---

(1) Je laisse pour un moment mes adversaires au
sujet de la pratique que je publie sur l'emploi du
quinquina ; pour répondre à des calomnies insérées
dans un Mémoire que vient de publier la commune
de Tarascon, contre celle d'Arles ; attendu que celle-
ci réclame aujourd'hui la restitution du tribunal
civil ; seul moyen de la régénérer, et de l'indemni-
ser en partie des pertes immenses quelle a essuyées.
On lit en effet dans un paragraphe de ce mémoire
que les habitans d'Arles sont annuellement empestés
par les fièvres d'accès ; d'où l'on conclut que si le
tribunal civil étoit transféré à Arles , *les juges et les
plaideurs seroient exposés à cette infection marécageuse, et à périr, en allant chercher justice.*
Mais si cette insalubrité s'étend jusqu'à Tarascon , et
beaucoup plus haut ; puisqu'elle s'étend jusqu'à Aramon , ainsi que je le prouverai ailleurs ; que répon-
dront ceux qui ont osé se servir d'une telle preuve en
faveur de la commune de Tarascon ? Il ne s'agit donc
que de prouver, jusqu'à l'évidence, que cette ville
est exposée , comme celle d'Arles , à cette influence
marécageuse , et qu'elle est sujette aussi aux fiè-

PREMIÈRE OBSERVATION.

Un médecin de ma connoissance n'a pu encore se réconcilier avec l'eau de poulet,

---

vres tierces, quartes et pernicieuses, non-seulement par l'effet des deux dernières inondations du Rhône quelle a essuyées comme Arles; mais encore par l'influence des marais de Saint-Gabriel , et par le voisinage du Vegueirat, qui entraîne avec lui les miasmes putrides des marais de Mollégès , et de ceux de tous les environs , y compris une vidange infecte qui passe sous ses murs. Et s'il faut fournir la preuve de l'air contagieux que l'on respire à Tarascon , nous la prendrons dans le Journal de Médecine de Paris , du mois de ventôse an douze.

On lit, en effet , dans ce Journal , à la page 484, les réflexions critiques que M. Richard , médecin de l'hôpital de Tarascon, a faites contre mon opinion sur l'abus du quinquina ; et ce M. Richard , qui ne prévoyoit pas sans doute que sa critique seroit préjudiciable à la cause des Tarasconois , ne dissimule pas que les fièvres intermittentes , quotidiennes , tierces , quartes et pernicieuses , sont très-communes à Tarascon , puisqu'il les distingue en cholériques , dissentériques , cardialgiques , diaphorétiques , soporeuses ou apoplectiques , etc. ; ce qui confirme mon assertion , qui est , que Tarascon , Saint-Gilles, Nîmes , Saint-Remy, Avignon , et tous les villages voisins sont infectés annuellement de cette même contre laquelle il déclame avec une véhémence qui fait rire les passans. D'où l'on peut conclure, sans craindre de trop hasarder, qu'il n'ordonne jamais ce remède à ses malades, dût-il leur en coûter la vie. C'est pour lui inspirer la confiance que cette salutaire boisson mérite à tous égards, quand elle est appliquée à propos, que je viens lui faire part de quelques guérisons éclatantes qu'elle a opérées tout récemment sous ses yeux.

M. de la Baumes, ancien militaire distingué par son grade et par ses talens, âgé de 5o ans, d'un tempérament sanguin et très-

---

contagion; et ces villages sont, (d'après la Statistique à laquelle on travaille, en ce moment, à la prefecture du département des Bouches du Rhône) Boulbon, supérieur à Tarascon, Aiguières, Airaques, Mollégès, Nove, Saint-Remy, Orgon, Rougnonas, Saint-Andéol, Senas, Aureille, Malliane, le Vernègue, etc., etc.

J'ajoute que les vieillards de 8o ans, et au-dessus, sont très-communs à Arles, et que jamais les juges qui composoient le tribunal de la ci-devant sénéchaussée *ne sont morts de la fièvre, comme l'a avancé l'auteur de ce libelle;* mais, au contraire, qu'ils ont vieilli dans l'exercice de leur charge. Telle est la réponse que je fais à cette partie du mémoire de la commune de Tarascon. Quant à M. Richard, je reviendrai sur lui en temps et lieu.

sensible, est attaqué de la fièvre tierce à Nîmes, sa patrie, en l'an 9. On le traite avec des purgatifs répétés, et avec le quinquina; la fièvre disparoît, mais elle revient bientôt. On recommence de nouveau ce même traitement; on y revient une troisième fois, et après cette dernière épreuve, le malade ressent des douleurs dans les entrailles et dans les reins; celles-ci sont assez vives pour faire craindre la néphrétique. Ces urines sont ardentes; il est tourmenté par les vents; le ventre, déjà volumineux, grossit à vue d'œil; on craint la tympanite, et le malade ne s'alarme pas sans raison (1).

Le médecin de Nîmes qui avoit fait cette faute, et qui la reconnoissoit, voulut la corriger; il fait tous ses efforts pour rassurer le malade; il veut lui persuader que ces nouveaux symptômes sont l'effet des purgatifs trop souvent répétés, et du quinquina pris sans correctifs. Il prescrit fort sagement des bouillons rafraîchissans, qui n'en avoient à la vérité que le nom; mais le malade, impa-

---

(1) Je ferai observer que la tympanite n'est jamais spontanée, mais elle est toujours le fruit des remèdes pharmaceutiques trop souvent répétés. Je n'en ai jamais vu d'autres dans les hôpitaux et ailleurs.

tient de guérir, court à Montpellier. Il consulte plusieurs médecins; et ceux-ci prononcent que le malade rend des urines sanglantes provenant d'un sang hémorroïdal qui se mêle avec elles, et les remèdes qu'ils prescrivent sont pris dans la classe des diurétiques chauds; sans préjudice de deux médecines qui figurent à la tête et à la queue de cette ordonnance; comme il fut toujours d'usage à Montpellier, d'après l'autorité de M. Fizes, qui l'avoit introduit dans ses consultations.

Le malade revient à Nîmes plus alarmé qu'avant son départ. Il hésite de se soumettre à un nouveau traitement plus dangereux encore que le premier, relativement aux deux purgatifs qui y étoient prescrits. Il part pour Arles, il vient me consulter. J'entends le récit de M. de la Baumes avec intérêt; j'examine les urines du jour et celles de la nuit. Elles sont en effet très-ardentes, mais non sanglantes; puisqu'elles ne charrient avec elles aucun grumau de sang. Je rassure le malade, et lui prescris l'eau de poulet pour tout remède. Il s'y livre avec confiance, il en boit pendant un mois; il finit le traitement par les eaux *d'Yeuset* qu'il prend sans sel purgatif, et par les bains domestiques tièdes, et il guérit.

L'heureuse terminaison de cette maladie nous apprend que l'on avoit aggravé le mal dans son principe avec des purgatifs, et avec du quinquina trop souvent répétés ; que les urines ardentes, que le malade rendoit depuis cette époque, étoient le produit des remèdes, et ceux d'une bile exaltée par eux ; que les vents étoient l'effet de la rarefaction de l'air intérieur provenant de la même cause ; ce qui auroit pu produire la tympanite, si on eut continué d'irriter les entrailles, soit par des diurétiques chauds, soit par de nouveaux purgatifs, et par le quinquina ; que le malade enfin auroit succombé à tous ces maux, si l'eau de poulet n'eût corrigé tout ce que cette funeste pratique avoit produit.

Quand aux aperitifs et aux diurétiques chauds, que les médecins de Montpellier avoient prescrits avec cette légèreté qui leur est si familière (1) ; il n'est que trop évident

---

(1) J'appelle *légèreté*, cette manière d'écouter un malade qui arrive à Montpellier en poste, et qui en part le surlendemain avec une ordonnance faite avec

que ces remèdes , si contradictoires dans leurs effets avec l'eau de poulet , auroient accéléré la perte du malade. Tels sont les effets de la pratique vulgaire , celle qui prescrit le quinquina sans ménagement.

SECONDE OBSERVATION.

Une rougeole épidémique exerçoit ses fureurs dans un couvent étranger. Mademoiselle **, âgée de 18 ans, qui y étoit pensionnaire , en est infectée à son tour. Le médecin de la maison la purge trop tôt sans doute , (faute commune en pareil cas à beaucoup de médecins) il y revient plusieurs fois , il détruit en peu de temps, par cette manœuvre inconsidérée, un corps chétif, aussi foible qu'un roseau. L'existence de cette demoiselle est douloureuse ; elle revient dans sa famille ; elle éprouve des crispations dans toutes les parties de son corps, et principalement à la tête; elle se marie dans cette état ;

une précipitation meurtrière. Aussi n'est-il pas rare de voir commettre à ces messieurs de très-grandes fautes au détriment des malheureux qui implorent leurs secours. Le malade , ci-dessus cité , fournit la preuve de cette réclamation.

élle devient grosse ; elle accouche heureusement d'un enfant aussi chétif qu'elle ; mais
ses infirmités habituelles augmentent ; elle a
de fréquens accès de fièvre que l'on traite
avec des purgatifs, et avec du quinquina. La
fièvre devient spasmodique, elle ne la quitte
plus ; et cet état de fièvre , et même de mort
apparente , dure depuis trente ans et plus.

Son médecin , son ami , exerce son talent
auprès d'elle , depuis longues années ; et la
malade , toujours mourante , et ne mourant
jamais , (ce qui est commun aux vaporeuses) passe sa vie dans son lit , ou dans sa
chambre ; elle est purgée de temps en temps ;
elle prend du quinquina , quand on le juge
nécessaire ; elle prend du pavot pour rappeler le sommeil qu'elle a perdu , faute d'exercice ; elle est incurable enfin ; tandis que
madame de Cligny, citée plusieurs fois dans
mes œuvres , qui avoit gardé le lit pendant
27 ans , fut guérie par l'eau de poulet et par
les bains , qu'elle a pris pendant une année
entière , et dans lesquels elle restoit six
heures consécutives journellement.

Je connois une autre vaporeuse dont les
infirmités datent d'aussi loin que celles de la
malade que je viens de citer ; celle-ci prétend
avoir toujours la fièvre ; elle se chauffe en
                                            été

été et dans la canicule ; elle se purge souvent ; elle prend aussi du quinquina. Je pourrois dire sans hyperbole que nombre de vaporeuses invétérées sont dans le même cas ; et si elles ne guérissent pas, c'est que partout on trouve des médecins qui aiment les remèdes, et qui les ordonnent volontiers, là sur-tout où l'eau de poulet et les bains seroient les vrais spécifiques.

En lisant la vie de Pascal écrite par madame Perrier sa sœur ; on est frappé de la ressemblance des maux que ce savant malheureux a soufferts, avec ceux que les vaporeux invétérés éprouvent journellement sans consolation , et sans espoir de les guérir jamais, parce qu'ils se livrent à la pharmacie. Pascal à fini ses jours à l'âge de 39 ans, sous les coups redoublés d'une médecine ignorante et meurtrière ; on en jugera par le récit ci-après.

« Il avoit entre autres infirmités, nous dit madame Perrier sa sœur (voyez les Pensées de Pascal, pag. 47), celles de ne pouvoir avaler les liquides , sans qu'ils fussent chauds ; et encore ne le pouvoit-il faire que goutte à goutte. Mais comme il avoit, outre cela, une douleur de tête habituelle , une chaleur d'entraille excessive, et beaucoup

d'autres maux ; les médecins de Paris lui or-
donnèrent de se purger de deux jours l'un ,
pendant trois mois , ce qui étoit pour lui un
vrai martyre. »

Voilà donc un étranglement dans l'œsophage qui empêchoit la déglutition des liquides et des solides, à moins qu'ils ne fussent
chauds ; ce qui s'entend parfaitement ; parce
que le froid, en qualité de tonique, tend
les fibres, au lieu de les relâcher ; (ce qui
eut été bien nécessaire dans cette circonstance) ; et conséquemment il devoit augmenter l'étranglement en question ; étranglement qui étoit visiblement l'effet d'un spasme
violent de l'œsophage et de tout le canal intestinal.

Voilà encore une douleur de tête habituelle qui caractérisoit la même tension dans
les membranes du cerveau ; et cette chaleur
d'entraille qui en étoit aussi l'effet , et pour
laquelle on le condamna à se purger de deux
jours l'un, pendant trois mois ; mais quels
furent les effets d'une pratique aussi barbare ?
Sans en dire davantage , des convulsions qui
ne le quittèrent plus ; la mort.

Pascal, ce génie si extraordinaire, tra-
vailloit alors à un ouvrage plus étendu que
ceux qu'il a laissés. Quel chef-d'œuvre ne se-

roît pas sorti des mains d'un tel maître ? nous
dit M. de Châteaubrian dans son magnifique
ouvrage sur la religion. (Voyez le Génie du
Christianisme , tome 3, page 28.) Si Dieu ne
lui a pas permis, ajoute-t-il , d'exécuter son
dessein ; c'est qu'apparemment, il n'étoit pas
bon que tous les doutes sur la foi fussent
levés , afin qu'il restât matière à ces tenta-
tions , et à ces grandes épreuves qui font les
martyrs.

Pour moi, sans vouloir paroître moins re-
ligieux que M. de Chateaubrian , et en ap-
plaudissant de tout mon cœur à des sentimens si relevés ; je dirai que, si Pascal desséché et racorni , dans toute l'étendue du
terme, tant par les excès littéraires auxquels
il s'étoit livré dans sa jeunesse , que par la
quantité effrayante de purgatifs avec lesquels on l'avoit traité ; si Pascal , dis-je, avoit
vécu de nos jours , les médecins de Paris
d'aujourd'hui , beaucoup plus sages et plus
éclairés que ceux du dix-septième siècle ,
ne l'auroient pas empoisonné avec tant de
médecines ; ils l'auroient beaucoup baigné ;
ils auroient ainsi opposé à la fougue de l'imagination de ce grand homme un frein qui
auroit mis son physique à l'abri de toute atteinte.

Les médecins de Montpellier furent plus réservés en pareille circonstance ; ils ne purgèrent pas de deux jours l'un, pendant trois mois, un racorni (M. Peyras, conseiller à la chambre des comptes, à Aix) ; mais après l'avoir cautérisé, antispasmodisé, vésicatorié pendant un an, depuis la tête jusqu'aux pieds , par un défi qu'ils firent à la pratique contraire, ils l'envoyèrent aux eaux de Ballaruc, pour ne pas le voir mourir chez eux, où cet intéressant jeune homme expira dans la chaudière bouillante desdites eaux. M. Baumes pourra attester le fait.

Je citerai bientôt un fait à-peu-près semblable , qui vient de se passer à Paris sous mes yeux ; ce qui est arrivé au médecin de Genève , qui y a donné lieu , arrivera à tous ceux qui ne reconnoissent pas le racornissement des nerfs, et qui ne veulent pas absolument le reconnoître, malgré les preuves les plus convaincantes que je ne cesse de mettre sous leurs yeux.

Je viens de voir enfin mourir à Arles le trop fameux Alliaud racorni comme Pascal, dans les tourmens des convulsions, pour s'être livré, par reconnoissance, sans doute, à sa poudre purgative. (La poudre d'Alliaud). Telle a été la peine que Dieu a infligée à cet empoisonneur, après qu'il eût mangé toute sa fortune.

TROISIEME OBSERVATION.

M. Jacquet, professeur d'hydrographie à Arles, âgé de 33 ans, d'une constitution forte et nerveuse, homme méditatif et mélancolique, est attaqué en l'an X de la fièvre tierce épidémique. Un soi-disant médecin lui donne d'entrée l'hypécacuana sans autre précaution ; il donne ensuite du quinquina. Ce fébrifuge, employé trop tôt, irrite le genre nerveux ; la fièvre devient continue, le médecin n'est appelé que le cinquième jour. On purge de nouveau, on donne du quinquina ; le mal augmente, la tête souffre et s'embarrasse ; on applique des vésicatoires sur les deux jambes sans fruit ; on en applique d'autres sur les deux cuisses, le délire survient ; le malade est frénétique ; il faut l'attacher dans son lit ; il refuse le bouillon et la boisson ; il se meurt.

Que faire en pareille circonstance ? On propose une saignée à l'artère temporale, qui auroit peut-être réussi, si elle eut été praticable sur un frénétique. Je suis appelé au conseil ; je prononce pour le bain tiède, c'est-à-dire frais, jusqu'à la cessation des symptômes. Mais il mourra dans le bain, me dit-on; à quoi je réponds qu'autant vaut-il mourir dans un bain, comme Sénèque, que de mourir en enragé, attaché dans un lit. Le malade est plongé dans une baignoire, où il est attaché comme il l'étoit sur son grabat, et après plusieurs heures de séjour dans cette piscine salutaire il est soulagé; il dort; il ressuscite enfin, et la fièvre disparoît avec le délire; on continue de même pendant plusieurs jours, et le malade se rétablit parfaitement.

Delirantibus cum febre acuta, lingua arida, indiciis magnæ inflammationis, si applicantur vesicatoria, omnes fere in pejus ruunt, et magna ex parte moriuntur, nous dit Baglivi, le plus sage de tous les praticiens. Ce prognostic alloit se réaliser, quand je fus appelé. Le médecin ordinaire, homme d'un vrai mérite, étonné de la manière leste avec laquelle cette prompte résurrection fut opérée, en fut si émerveillé, qu'il la proclama lui-même, en promettant de profiter de la leçon qu'elle lui donnoit; ce qui lui a fait beaucoup d'honneur.

J'ajouterai pour l'intérêt de la médecine clinique, que si jamais on veut distinguer le tempéramment nerveux de celui qui lui est diamétralement opposé, on ne se perdra plus dans ce dédale d'erreurs, qui fait la honte et le désespoir des médecins. Que l'on sache donc que là où la tension de la fibre domine visiblement, la cause humorale, quelle qu'elle soit, et de quelque nature qu'elle soit, lui est entièrement soumise ; et c'est par le défaut de cette connoissance, que le médecin commet les plus grandes fautes, sans s'en douter.

Or est-il que cette tension dominoit chez M. Jacquet, puisqu'il étoit mélancolique, et qu'au surplus il étoit livré, par état, à une étude très-contentieuse ; ce qui plaidoit en faveur des humectans et des relâchans avant d'employer l'émétique, les purgatifs, le quinquina et les vésicatoires ; et jamais la maladie ne seroit devenue mortelle.

On avouera sans peine que le soi-disant médecin, qui avoit été appelé le premier, n'étoit pas en état de juger cette grande question ; et si peu de médecins sont en état de la juger aussi ; c'est qu'étant asservis au préjugé qui les aveugle, ils refusent de se rendre à une opinion contraire, préférant de suivre la routine, toute dangereuse qu'elle est, qu'on leur enseigne dans les écoles ; de sorte que les jeunes élèves, imbus de ces principes, pour ne pas dire de ces erreurs, sont moins coupables que leurs maîtres. Il est donc à desirer que nos professeurs abjurent leur systême, et qu'ils prêchent une doctrine opposée, puisque celle-ci sauve toujours.

Je ne finirai pas l'article qui concerne M. Jacquet, sans revenir sur cette raréfaction intérieure, qui avoit produit chez lui tant de ravages; et quoique j'aie déjà parlé ailleurs de cette raréfaction aériene, en traitant dans mes œuvres de l'enflure emphisématique; je ne répéterai pas moins que cet effet de l'air intérieur trop raréfié l'emporte en pareil cas sur la roideur de la fibre, et que celle-ci, ne pouvant résister aux efforts de cet air, se détent et laisse des intervalles, par lesquels l'air s'échappe dans le tissu cellulaire, et le parcourt à son gré.

Mais il arrive souvent que les solides trop roides, trop secs, et trop tendus résistent aux efforts de cette raréfaction, et alors les molécules du sang sont gênées, les frotemens augmentent, la chaleur devient extrême, les vaisseaux sont dans une tension démésurée, le sang, toujours pressé dans les capillaires, s'y engorge; de-là s'ensuivent des douleurs,

des tiraillemens, et de nouvelles crispations;
le cerveau est surchargé, le cours des esprits
animaux est gêné, intercepté; le délire survient; le corps s'enflamme et se consume.
L'ardeur brûlante de la peau, et plus encore
celle des parties internes, et la fièvre nous
l'annoncent : l'incendie enfin est général.
L'inflammation auroit lieu sans doute en pareil cas, si les vaisseaux lymphatiques, dont
le calibre est déjà retréci, comprimés encore
par la pléthôre, pouvoient donner l'entrée
aux globules rouges du sang.

Tel a été l'état de M. Jacquet; tel est celui
où se trouve souvent un vaporeux; celui qui
a la fibre tendue, roide et desséchée; celui
enfin qui a été irrité par des remèdes trop
actifs et déplacés. A ce tableau, on ne peut
méconnoître le malade cité. Dans ce triste
état, on court à la saignée, aux remèdes rafraîchissans, à ceux qui peuvent condenser
cette raréfaction aérienne. La limonade, le
sirop de vinaigre, celui de groseille, de li-
mon, l'esprit de vitriol, remplissent d'abord
les vues du médecin; et avec ces seuls secours
on peut éteindre le feu, sans cependant se
promettre d'amener la détente de la fibre;
mais le bain frais achevera la cure.

Telles sont les armes que j'oppose à cette

double cause; mais ces armes ne sont-elles pas contradictoires avec les premières indications? L'eau froide, ou simplement fraîche, n'est-elle pas tonique? Comment donc concilier l'action de ce remède avec la tension de la fibre? Telle est l'objection que l'on m'a faite tant de fois, à laquelle on a ajouté le reproche d'avoir donné ce remède pour relâchant, ce qui seroit absurde.

L'objection en effet est en forme, mais le reproche ne l'est pas; car j'ai dit et répété, dans toutes les éditions de mon Traité des vapeurs, que le bain froid étoit tonique, et qu'en cette qualité, je ne l'employois ici que comme condensant, au préjudice de la fibre. Mais j'ai ajouté, qu'après avoir agi momentanément comme tonique, il agissoit bientôt comme relâchant, puisque l'eau du bain, le lavement d'eau froide, et la fomentation froide, appliquée sur le ventre ou sur la tête, tiédissoient bien vîte, à la faveur de cette chaleur brûlante du corps, et de cette raréfaction interne qui a produit les symptômes ci-dessus détaillés.

Les effets de ce bain, je le répète, sont donc de détendre, d'assouplir, d'humecter les solides desséchés, crispés et tendus outre mesure; de condenser les liqueurs trop raré-

fiées, de dissoudre les sels, d'en corriger l'a-
crimonie qui domine, en leur restituant le
véhicule dont elles sont dépourvues. C'est
ainsi qu'il opère, et qu'il guérit les maladies
auxquelles il est approprié, puisqu'il est diamétralement opposé aux différentes causes
qui les produisent. Ce remède employé de
cette manière, c'est-à-dire tiède ou agréable-
ment frais, et quelquefois tout froid, sera
sans contredit le plus grand humectant
connu, non-seulement pour le relâchement
et pour le ramollissement des tégumens qu'il
procure, mais encore par la quantité de véhicule aqueux, qu'il fournit à la masse du sang
et à toutes les humeurs.

La force avec laquelle l'eau s'insinue dans
les pores inhalans de la peau est immense.
Les physiciens n'en connoissent pas encore
les limites. Les particules de ce fluide pénè-
trent dans les pores des tégumens, dans leur
tissu le plus serré, jusques dans les glandes.
Elles écartent les fibres les unes des autres,
avec la même force qu'elles fendent les plus
durs rochers. Le tissu des parties ainsi abreu-
vées, cédant en tout sens, se ramollit, au lieu
de se fendre ; l'eau pénètre ainsi dans les
vaisseaux et les membranes, à travers tous
les obstacles. Elle attaque, par cette voie, le

vice des solides, et celui des fluides jusques
dans les derniers recoins où elle ne pourroit aborder par la circulation.

C'est ainsi que la sécheresse extrême des
membranes et des nerfs, cédera à l'action
de ce puissant spécifique. Les vaisseaux capillaires, dont le calibre est tellement retréci
par les contractions spasmodiques que la circulation ne peut pas y pénétrer, devenus
souples, céderont aisément à l'impulsion des
fluides qui y abordent. Les sécrétions, auparavant supprimées par l'obstruction ou par
l'oblitération des canaux, se rétabliront en
même temps ; et les fluides que la densité,
l'épuisement, la sécheresse, et l'acrimonie
rendent impropres à circuler, reprenant leur
véhicule, contribueront à leur tour au rétablissement général de la machine.

Tant de merveilleux effets seront dûs à
l'action puissante du bain tiède, et quelquefois à celle du bain froid ; et ce sera par le
dégré de chaleur, et de raréfaction interne,
que nous mesurerons le dégré de tièdeur ou
de froidure de l'eau, que nous lui opposerons.
On conçoit aisément que dans le cas où la
raréfaction des liqueurs est extrême, et la
sécheresse des nerfs est portée à son plus haut
dégré, (ce qui constitue le vrai racornisse-

ment), on ne pourra parvenir à la détente
de la fibre, sans qu'au préalable la raréfaction ne soit appaisée, ce que l'on ne pourra
jamais obtenir que par le bain froid; aussi
verrons-nous, en pareil cas, tiédir l'eau du
bain, par son contact immédiat sur l'habitude
du corps, et nous serons forcés alors de re-
nouveller la froidure de l'eau, pour absorber
cet excès de chaleur, et pour nous procurer
l'efficacité que nous cherchons dans la tempé-
rature du sang, et des autres humeurs.

On voit par les raisons contraires combien
seroit nuisible ici le bain chaud, puisque, par
son action, le sang se raréfie; la transpiration
augmente; la graisse se liquéfie, et transpire
elle-même par la peau, dont les pores sont
alors très-dilatés. Le sang devient toujours
plus alkalescent, son tissu se désunit; aussi le
reconnoissons-nous comme très-nuisible, puisqu'il est entièrement exposé à nos vues.

D'après cet opposé, il est prouvé que j'ai
donné le bain tiède, celui que les physiciens
ont marqué au dégré 25 ou 26 du thermo-
mètre de Réaumur, que j'ai appelé *agréa-
blement frais* (parce que plusieurs malades,
dont la fibre plus ou moins sensible ou irritable, le trouvent tel à ce dégré), pour le remède le plus approprié à la roideur que j'atta-

que, et pour le plus grand humectant que la médecine connoisse. Il est prouvé aussi que j'ai donné le bain froid, celui qui est marqué au quinzième dégré jusqu'au vingtième, pour un tonique puissant, qui contrarie la fibre tendue ; mais qui, en même temps, condense puissamment les liqueurs raréfiées outre mesure, et produit les effets ci-dessus énoncés.

Comment donc, après cela, m'accusera-t-on d'avoir commis une telle faute ? Mes plus sévères antagonistes ont tous insisté sur cet article avec un air de triomphe, qui en a imposé aux esprits prévenus. Ils ont voulu par-là intimider les foibles, et détourner ainsi le public de mes préceptes : prenez garde, ont-ils dit, on vous baignera dans l'eau froide et à la glace. On vous traitera comme on traite les fous ; et en reveillant ainsi la crainte et la pudeur, ils ont cru mettre une barrière invincible entre le bien que j'ai voulu faire, et le mal que j'avois à réparer ; mais le public a vu bientôt que l'imputation étoit calomnieuse. Il a vu qu'on se baignoit à l'eau tiède, et que l'on guérissoit ; il a vu, dans le même temps, des établissemens de bains publics, à Paris, à Lyon, à Bordeaux, où j'ai été appelé plusieurs fois, formés sous les auspices de ma méthode, tout l'a séduit. Les déclamations de mes antagonistes n'ont servi qu'à fortifier sa confiance. La vérité enfin a surmonté tous les obstacles. Semblable à ce fleuve, auquel on s'avise d'opposer une résistance, elle a franchi les bords, et la terre en a été inondée!

Cette expression n'est pas exagérée; car je vois avec une satisfaction que rien n'égale, et qui me tient lieu de récompense, que l'espèce humaine, dégénérée depuis la découverte du nouveau monde, se reproduit et se régénère à la faveur du bain et de l'eau. Je vois encore que l'empire français ci-devant empesté des découvertes que nos chimistes ont tant vantées, reprend sa première vigueur. La métamorphose est complète; mes adversaires en rougissent. Pour moi, qui avois prévu que leurs clameurs me seroient plus utiles que préjudiciables; je les remercie bien sincèrement, puisqu'ils ont favorisé mes vues.

Je ne craindrai donc pas d'étaler ici les merveilles du bain froid, après avoir publié celles du bain tiède; et quoique je ne sois pas au dépourvu de pareils exemples dans ma propre pratique, tant s'en faut, j'emprunterai par préférence ceux que des médecins ont bien voulu me fournir, dans la crainte que les miens ne parussent à mes adversaires suspects ou exagérés.

M. Raynard, médecin à la Fère, raconte, dans le journal de médecine, du mois d'octobre 1769, pag. 353, que mad. Lebœuf, femme d'un avocat, alloit périr en janvier 1768, par la vapeur du charbon, qu'on avoit allumé imprudemment dans une alcove où elle étoit couchée et endormie depuis une heure, sans le secours d'un air froid et de la glace. Tout-à-coup le mari éveillé par le bruit que faisoit un chat asphixié dans le même alcove, que l'on pouvoit comparer à une machine pneumatique, saute en bas de son lit, dans le dessein de chasser cet animal importun. Mais il le trouve étendu sur le carreau; il le croit mort, et le jette dans la rivière par une fenêtre du premier étage.

Il vole ensuite au lit de son épouse; quel triste spectacle! il la trouve sans connoissance, tous les membres en convulsion, respirant à peine; un moment plus tard, elle étoit suffoquée; les sphincters étoient déjà relâchés chez elle. L'inconsable mari, qui crut avoir perdu la moitié de lui-même, fait appeller ses voisins; ôte le foyer ardent, cause de tant de malheurs; il accourt lui-même chez moi. Il s'apperçoit en chemin qu'il chancéle; il a des éblouissemens; que va-t-il devenir? L'amour et le grand froid, lui don-

nent

nent du courage et des forces. Il arrive ,
et je cours avec lui pour secourir sa tendre
moitié.

La fenêtre étoit heureusement restée ou-
verte, depuis qu'on avoit jetté le chat. Je fis
ouvrir encore tous les rideaux de l'alcove et
du lit, et je trouve la malade à-peu-près
dans l'état décrit ci-dessus. Elle faisoit des
efforts singuliers pour respirer ; la bouche
étoit torse, et sans parole ; les yeux, qui
étoient rarement ouverts , ne fixoient rien ,
et ne voyoient rien ; en un mot , tous les organes des sens étoient sans sentiment et sans
action.

J'attribuai tous ces accidens au défaut, ou
au peu d'élasticité de l'air extérieur , et à la
trop grande raréfaction de l'air intérieur ou
contenu ; et comme je savois qu'il n'y a rien
de plus propre pour condenser et diminuer le
volume d'air raréfié qu'un corps froid, je fis
apporter aussi-tôt de la glace. J'en introduisis
dans la bouche de la malade, à plusieurs reprises. Au troisième morceau, elle ouvre les
yeux, fixe les objets, et nous reconnoît tous.
Son mari étoit alors absent ; elle le demande ;
il arrive ; elle l'embrasse tendrement, et lui
dit les choses les plus raisonnables pour le
consoler. On lui applique un paquet de glace

pulvérisée sur le front, elle paroît avoir recouvré toute sa présence d'esprit; elle préside elle-même à sa toilette, et s'endort.

A son réveil, elle croit avoir fait un songe, cependant elle se plaint de maux de tête, de lassitude, de foiblesses et de douleurs aux reins. Tout cela auroit pu inquiéter chez une autre malade; mais mad. Lebœuf étoit enceinte. Je lui conseillai un grand repos, un régime convenable, et quelques autres secours; elle accoucha heureusement; et elle se porte bien.

Le chat qu'on avoit cru jetter dans la rivière, fut reçu par la glace. Le choc fut rude; peut-être contribua-t-il, autant que le grand air, et l'impression de la glace, à le rappeler à la vie. Quoiqu'il en soit, il revint à la maison, quelques heures après, si bien portant qu'on avoit peine à croire qu'il eût été malade; tout cela prouve, que le grand air, l'eau froide, la glace, et le bain froid, quand ils sont indiqués, peuvent opérer des guérisons surprenantes; telles que celles que j'ai publiées dans mon Traité des affections vaporeuses des deux sexes, et dans mon Recueil de pièces relatives au traitement de ces sortes d'affections.

Je n'ai rapporté ici l'observation de M. Renard, que pour montrer les effets de cette raréfaction de l'air intérieur, par quelque cause qu'elle soit produite, et pour prouver que l'eau froide et la glace réussissent dans tous les cas de cette raréfaction intérieure qui se manifeste souvent. Il me reste à rapporter ceux où cette raréfaction agit de concert avec la roideur de la fibre ; en voici plus d'un exemple.

M. Dupont, médecin à Tartas, raconte, dans le journal de médecine, du mois de février 1770, que le nommé *Dupouy*, âgé de vingt-cinq ans, d'un tempérament bilieux, sanguin, avoit, depuis sa tendre jeunesse, la rate gonflée, dure, et dans certains temps, son volume étoit deux fois plus considérable qu'il ne doit être naturellement. Vers la fin du mois d'octobre, un chirurgien lui fit prendre l'émétique en lavage, pour je ne sais quelle indisposition. Le 2 novembre, il prit une potion purgative qui opéra à merveille. Le malade se leva dans l'après dîner, et satisfait de son état, il se tint jusqu'au soir auprès du feu. Mais cet homme perdit subitement la connoissance pendant la nuit, le sentiment, la vue ; et fut attaqué de convulsions si violentes, que cinq ou six personnes pouvoient à peine le contenir dans son lit. La respiration étoit forte, fréquente, embarrassée ; le mou-

D 2

vement du cœur violent et sans ordre ; le visage rouge, enflammé ; les yeux étincelans, égarés et incertains. De cet état, il tomba dans un accès d'épilepsie qui dura plusieurs minutes. A peine cette attaque eût-elle disparu, que les convulsions générales se reproduisirent ; elles durèrent trois quarts d'heures, et furent suivies de nouveaux accès d'épilepsie.

Jamais Dupouy n'avoit éprouvé de pareils accidens. Le purgatif pris la veille ne paroissoit pas avoir pu produire un si grand désordre. (*M. Dupont se trompe, à mon avis*). On ouvrit la saphène sans succès. On y revint une seconde fois sans succès encore. Après cette seconde opération, on appliqua sur la tête des serviettes trempées dans l'eau froide, que l'on renouvella tout les quarts d'heures. Les convulsions diminuèrent peu à peu ; elles cessèrent enfin pendant la nuit. N'est-il pas évident, ajoute M. Dupont, que le succès de cette cure dépend de l'eau froide? Il fut, dit-il, déterminé à faire usage de ce remède, d'après les brillans succès qu'il avoit eu dans des cas à-peu-près semblables, consignés dans les journaux de médecine et ailleurs.

M. Peyremond, médécin à Barjemon, en

Provence, raconte à son tour, dans le même journal, que la demoiselle Tournel, âgée de vingt-neuf ans, d'un tempérament bilieux, sanguin et irascible, s'exposa témérairement à l'ardeur du soleil. Elle se plaignit, quelques heures après, d'un mal de tête assez vif, et d'une douleur circulaire autour du diaphragme. Le lendemain 13 mars 1769, la fièvre se développa; la douleur de tête augmenta, et le délire survint. On fit une saignée copieuse, qui ne produisit aucun soulagement. Le 16, la malade poussa des cris affreux; elle passa rapidement de la fureur au rire sardonique. Sa respiration étoit gênée; les yeux étinceloient; ses mains étoient tremblantes; un babil effréné porta l'effroi dans le cœur des assistans. Dans cet état, M. Peyremond ne connut que le bain froid; la malade y fut plongée; on y revint le 17 et le 18, et tous les symptômes disparurent.

M. Raymond, médecin de Marseille, cite, dans sa savante dissertation sur le bain, qui a été couronnée par l'Académie de Dijon, l'observation suivante : Un homme d'une bonne constitution, et très-ardent, étant dans la fleur de son âge, est attaqué dans l'été d'une fièvre ardente. La chaleur fébrile est brûlante; la surface du corps est aride, le sang se dessèche, se dissout, s'alkalise; les vaisseaux sont irrités et tendus; les nerfs sont agacés, le genre musculaire entre en convulsion. Le fébricitant fait tous ses efforts pour sortir de son lit où il brûle; trompe la vigilance de ses gardes, s'enfuit de sa chaude prison, va se plonger dans l'eau froide, éteint ainsi l'ardeur brûlante, condense, épaissit le sang, enveloppe par-là, et émousse l'âcreté septique. L'action des solides rentre dans ses bornes; le mouvement du sang est ralenti; le calme survient, et le malade sort de la rivière tout-à-fait guéri, au grand étonnement du médecin; tant ce sentiment, ajoute M. Raymond, est au-dessus de la science.

Willis a guéri une servante, qui, dans la fièvre, étoit tombée dans un délire furieux, en la faisant porter dans une rivière où elle nagea d'elle - même l'espace d'un quart d'heure, et d'où elle se retira tranquille. *Linnæus* rapporte encore un exemple bien frappant des merveilles du bain froid : il dit, d'après un auteur célèbre, que la peste emporta tous les habitans d'un village du Nord, excepté deux personnes, un amant et sa maîtresse. L'amant ayant été saisi de cette terrible maladie, sa maîtresse le lava avec de l'eau froide, et le guérit heureusement; celui-ci rendit le même service à sa maîtresse, par le même traitement.

Il est hors de doute que ce ne fut un ardeur brûlante, et une raréfaction extraordinaire qui obligea ces personnes à avoir recours à cet extrême remède; et l'on doit conclure de-là, que le bain froid est un remède de tous les pays, puisque par-tout on rencontre la même cause et les mêmes effets. La peste elle-même, est-elle autre chose qu'une fièvre de caractère? Semblable en tout à celles qui ont procuré le délire chez les malades de Raymond, de Willis, de *Linnæus*, etc.; et pourquoi ne pas employer ce remède, pour des malheureux pestiférés, condamnés à mourir dès la première invasion de la maladie? La fièvre jaune de l'Amérique, et celle de l'Andalousie, n'auroit pas fait tant de ravages, si, au lieu de recourir aux remèdes incendiaires de Brown, on avoit employé tous les rafraîchissemens et les bains.

On a opéré les mêmes cures avec ce puissant remède, en Perse, en Angleterre et en France. Faudra-t-il s'appuyer sur l'autorité de notre premier maître? Je dirai qu'Hippocrate connoissoit si bien la vertu de ce puissant tonique en qualité de condensant; et il étoit si convaincu de son efficacité dans certains cas, qui sont ceux que j'ai cités, qu'il n'a pas manqué de faire un aphorisme de ce genre de curation. Une grande effusion, dit-il, d'eau froide sur les articles qui souffrent des douleurs excessives avec enflure, mais sans ulcères, et sur les parties qui sont en convulsion, soulage le mal et emporte la douleur (*aphor.* 25, *sect.* V); et s'il recommandoit l'effusion d'eau froide sur le corps, dans cette occasion, c'est qu'il savoit qu'il avoit la raréfaction intérieure à combattre.

S'il décrit ailleurs les différens symptômes de l'affection hystérique, il recommande de laver le corps avec beaucoup d'eau chaude (*lib. de nat. mulieb. de morbis*), et il ajoute que si le mal résiste, il faut alors employer l'eau froide. Mais le mal ne résistoit, en pareil cas, que parce que l'eau tiède n'avoit pu détruire la raréfaction intérieure, ou aériene, de laquelle dépendoit tous les symptômes de l'affection hystérique ; il falloit donc recourir au bain froid.

Celse employoit le même remède dans les mêmes maladies, ainsi que dans l'épilepsie hystérique. Je citerois envain toute l'antiquité, je ne ferois que répéter ceux qui nous ont précédés, sans convertir nos mécréans. Je préfère donc de renvoyer mes lecteurs à la dissertation de M. Raymond déjà citée, et à celle de M. Maret, médecin à Dijon, couronnée par l'académie de Bordeaux, sur la manière d'agir des bains d'eau douce, et ceux d'eau de mer, c'est-à-dire froids. On trouve dans ces deux ouvrages précieux, tout ce que la saine pratique avoit inspiré à leurs auteurs ; et cette pratique n'est pas malheureusement celle que l'on suit aujourd'hui.

Je finirai par l'observation la plus intéressante que j'aie citée, puisqu'elle est plus particulièrement adaptée à mon sujet; c'est celle de M. Planchon, médecin à Tournay, insérée dans le Journal de Médecine, du mois de février 1769, pag. 127 ; dans laquelle on trouve l'analogie la plus parfaite avec la maladie de M. Jacquet. La fièvre dont Boerrhave a scrupuleusement recueilli toutes les causes, et qu'il a si bien décrite dans ses aphorismes, est de toutes les maladies la plus commune, (*Boerrhave, aphor.* 458). La synoque simple dont les causes sont les mêmes que celles de l'éphémère (*causæ, signa, medela eadem*) dit ce renovateur de la médecine, (*Aphor.* 729) attaque plus souvent les personnes d'un bon tempérament, où l'abondance d'un bon sang est manifeste, sur-tout à cet âge, où la nature a achevé son ouvrage, où les organes sont parvenus à leur dernier accroissement. Alors la pléthore , mise en mouvement par des exercices violens , par des boissons spiritueuses , par des passions de l'âme , et par des contentions d'esprit , par la chaleur excessive du climat , ou de l'atmosphère , constitue cette espèce de fièvre que la nature guérit souvent par une hémorragie critique , le quatrième jour ; ou par une sueur bienfaisante le septième , si on ne la trouble point dans l'œuvre de ses coctions.

Enfin , la seule raréfaction du sang dans un sujet non pléthorique , en établissant , ce qu'on appelle *une fausse pléthore,* produit quelquefois une synoque simple , qui est accompagnée des mêmes symptômes que ceux d'une surabondance décidée des liquides agités par la fièvre. Telle est l'observation ; observation que nous ont transmise nos ancêtres ; ce que nous vérifions tous les jours.

Dans ces circonstances, toujours ministres de la nature , établis pour la guider pas à pas , et marcher sur ses traces , nous l'aidons dans ses mouvemens critiques , et nous n'employons que des moyens curatifs , que l'on nous assure être les seuls propres à rétablir le calme dans l'économie animale. Nous diminuons la plénitude par les saignées répétées (*Aphor.* 729) , qui maîtrisent la fougue de la circulation ; et nous la tempérons par les rafraîchissans , les accessans , les acides même prudemment ménagés. Mais dans le cas d'une raréfaction du sang qui donne lieu à une fièvre extrêmement aiguë , où l'on ne saigne que pour diminuer la fièvre , et réprimer la fougue du sang ; pourquoi ne met-on pas en usage les bains froids, que l'auteur de l'abus de la saignée dit être autant négligés que l'usage de l'air frais ?

On lit , par-tout , dans les livres de quelques bons observateurs , que ces bains ont guéri, comme par enchantement , des fièvres qui ne devoient leur cause qu'aux humeurs extrêmement raréfiées. M. Floyer, cité plusieurs fois dans l'abus de la saignée , en rapporte des exemples frappans , pour lesquels on voit que le seul instinct a poussé des malades en délire , à se précipiter , l'un dans une fontaine , l'autre dans la rivière , quelques-uns dans un abreuvoir , et dans des réservoirs d'eau froide, où ils ont recouvert la raison et la santé. Willis parle d'une femme robuste attaquée d'une fièvre aiguë avec délire , que ni deux saignées , ni des lavemens n'avoient pu guérir , et qui , mise dans les bains de la rivière , pendant un seul quart d'heure , recouvra la raison et le bon sens.

Je vis en 1760, nous dit encore M. Planchon, un cas qui a du rapport à ceux-ci. Ce
fut pendant l'été de cette année, qui nous fit
sentir des chaleurs excessives, qu'étant appelé dans un village voisin, pour quelques
malades, j'eus l'occasion de voir un jeune
homme flamand chez un maître d'école. Il
étoit âgé de 18 ans, d'un tempérament fort
et sanguin. Il avoit une fièvre synoque simple, et malgré quelques saignées du bras,
des doux laxatifs, (*c'est de cette manière
que l'on s'exprime toujours ; comme s'il y
avoit des laxatifs , ou des purgatifs doux*)
des lavemens , des boissons rafraîchissantes ,
étoit tombé dans un délire furieux , et dans
un moment où il n'étoit assujetti par personne, il se lève , prend un couteau et poursuit son maître dans le jardin. Ce maître
effrayé , craignant d'être égorgé par ce furieux , fuit , et le malade le poursuit. Cependant le maître rappelle sa raison , et s'éton-
nant lui-même de sa fuite , revient sur ses
pas , menace le furieux flamand qui devient
tout-à-coup craintif et pusillanime ; celui-ci
prend la fuite à son tour ; il voit un puits , il
s'y précipite pour se mettre à l'abri des coups
dont il est menacé.

A peine y est-il tombé , que le froid resserrant toute l'habitude du corps, et réprimant les fluides trop rarefiés, le rappelle à lui-même. Il crie au secours; on le retire bientôt de ce bain froid, où il avoit recouvré le bon sens; on le transporte de là dans son lit, où il sua copieusement; et cette sueur salutaire, qui dura toute la nuit, termina la fièvre.

Il est très-vraisemblable que cette fièvre dépendoit plus de la raréfaction du sang, que d'une pléthore sanguine; puisque les saignées qui suffisent toujours pour diminuer la plénitude n'avoient pas suffi, et que l'immersion dans un puits avoit tellement réprimé la fougue du sang raréfié, que la nature alors, étant à l'aise, à pu expulser l'humeur morbifique. Disons, à cette occasion, que le délire de ce malade le servit mieux que tous les moyens employés jusques-là. Disons encore que le hasard le conduisit à ce remède dont l'action prompte et efficace étoit opposée à la cause évidente de la maladie.

On sait, en effet, que toutes les fièvres qui sont l'effet de l'extrême raréfaction des liqueurs, comme on l'observe dans les climats chauds, trouvent un vrai secours dans le bain froid. Remède qui opère promptement, et sans ruiner les forces; au contraire, il reserre, il fortifie les vaisseaux en quelque sorte affoiblis, et forcés au-delà de leur ton, par l'extrême raréfaction du sang et des humeurs.

C'est donc un point essentiel dans la pratique de pouvoir juger si dans ces fièvres aiguës ou ardentes, la raréfaction domine, et si elle en est la première cause : *Judicium difficile, occasio præceps.* Sentence qui renferme deux avis qui sont inséparables et décisifs ; puisque, si, par un défaut de connoissance, on néglige d'employer ce moyen curatif, le seul qui puisse réussir, la maladie fait des progrès, elle devient mortelle. A la raréfaction du sang, augmentée par la fièvre, il succède des engorgemens inflammatoires, la gangrène et la mort.

On ne doit donc pas tant craindre les bains d'eau froide dans ces sortes de fièvre, dès que l'on reconnoît que l'expansion seule des liqueurs y donne lieu, de même que les linges trempés dans l'eau froide, appliqués sur la tête, sur le front et sur le bas-ventre météorisé, d'après le conseil d'Hippocrate. *Cum ardor tenuerit, lintea frigida, intenta qua præcipue parte ardere dixerit admoveto.* (*Hipp. de internis affectionibus, cap. XIII.*)

Doutera-t-on, d'après ce qui a été dit ci-dessus, que dans les cas que j'ai cités en fa-

veur du bain froid, il y eût roideur des solides, en même temps qu'il y avoit cette
extrême rarefaction des liqueurs et de l'air ?

Doutera-t-on que M. Jacquet ne fût dans ce
même cas, puisque les excitans employés
dans le début de la maladie avoient aggravé
le mal et les symptômes, jusqu'au point de
procurer la frénésie ?

Doutera-t-on que, si, dans cette extrêmité
on n'avoit recouru au bain frais, M. Jacquet
ne seroit plus ?

Doutera-t-on encore qu'Hippocrate n'a
prononcé que l'eau froide étoit contraire aux
maux de nerfs, que parce qu'il reconnoissoit
la tension des solides pour cause de ces maladies, et non le relâchement ?

Doutera-t-on enfin que, lorsqu'il a été
obligé d'employer l'eau froide, il n'a eu
d'autre objet, que de condenser cet air intérieur, et qu'il avoit pensé, avant nous, que
la raréfaction dominoit alors sur la tension de
la fibre nerveuse ?

Hippocrate connoissoit donc la pratique
que je propose ; les médecins de son temps
n'en connoissoient pas d'autre ; ceux qui sont
venus après eux, ennivrés de leur science,
abandonnèrent les préceptes du maître ; leur
erreur s'est perpétuée jusqu'à nous.

Il étoit temps de mettre un frein aux égaremens qu'a enfantés et qu'enfante tous les jours l'esprit de systême, et de rendre à la médecine clinique son premier lustre, en la rappellant à sa première simplicité. Ce fut toujours là l'objet de mes recherches, c'est celui qui a toujours soutenu mon zèle et mon courage contre les persécutions et l'envie, et qui le soutiendra jusqu'à la fin de ma carrière.

QUATRIEME OBSERVATION.

Madame Laugier, ma parente, âgée de 55 ans, d'une constitution forte et nerveuse, fut sujette, dès les premières années de son mariage, à des suffocations utérines, que les médecins de Montpellier prîrent pour l'asthme, et pour lesquelles ils l'envoyèrent aux eaux de Coterets, au détriment de sa santé (1). Ces suffocations diminuèrent cependant avec l'âge, comme cela arrive toujours, sans disparoître tout-à-fait. Madame Laugier, exposée à l'épidémie fébrile qui a

(1) J'étois absent à cette époque; j'avois été appelé à Paris par madame de Boufflers.

régné

régné à Arles en l'an IX, comme elle a régné en l'an X, en fût affectée. La fièvre étoit tierce; elle fût purgée plusieurs fois, après quoi elle fût livrée au quinquina, pour toute nourriture, si jamais cette hyperbole fût permise; elle en prit de toutes les manières, et sous toutes les formes, c'est-à-dire en poudre, en opiat, en décoction, en extrait et en lavement. La fièvre disparut au préjudice des suffocations; mais elle revînt l'année suivante; et dans cette nouvelle rechûte, le quinquina ne fût pas plus épargné que dans la première attaque; ce qui produisit des irritations dans les entrailles déjà mal disposées, et le vomissement s'en suivit.

Ce nouveau symptôme se joignit à un autre beaucoup plus grave, ce fût une douleur fixe sur la cuisse droite, et dans le rein du même côté, qui tourmentoit la malade la nuit et le jour. Cette douleur parut d'abord rhumatismale, quoi qu'elle fût un premier symptôme caractéristique du racornissement des nerfs de toutes ces parties, auquel on ne veut jamais croire. On s'arrêta donc à cette idée, et une fois qu'il fût décidé qu'une humeur de ce caractère procuroit ces douleurs, on se crut autorisé à recourir aux vésicatoires, que l'on appliqua sur la région des reins (1), les douleurs augmentèrent pour lors, elles devînrent bientôt insupportables. La fièvre devînt erratique; elle étoit tantôt intermittente, tantôt continue ou lente; on revînt au quinquina; on plaça des sangsues sur l'endroit douloureux, avec lesquelles on fit une ample saignée qui ne fit aucun bien.

Les nerfs au contraire se contractèrent si fort après cette opération qu'une jambe se raccourcit. Le tronc fléchit à son tour par l'effet de cette même contraction (2), et la malade, grande et bienfaite, se rabougrit comme un vieux parchemin. Les douleurs devînrent alors si insupportables quelles furent allarmantes; on finit par l'opium pour les appaiser; de sorte que par cette manœuvre on faisoit entendre qu'il n'y avoit plus d'espoir de guérison, pour madame Laugier; mais une mort assurée, et quelle mort!

Instruit de l'état fâcheux dans lequel ma parente étoit réduite; je cours chez elle,

---

(1) Je vois commettre tous les jours cette faute, et cependant on ne peut pas ignorer que les cauthérides portent sur les urines, et toujours avec douleur.

(2) C'est cette contraction que M. de Sauvages a classée dans sa Nosologie sous le nom de *contractura nervorum Domini* POMME. Voyez Nos. méth., *tom. II, pag.* 364.

et après l'avoir examinée avec soin , je demande à m'entretenir avec son médecin , homme très-estimable , avec lequel on peut converser et s'instruire ; ce qui me fut accordé sur-le-champ ; et après l'avoir ramené à mon avis , nous opinâmes pour l'eau de poulet et les bains tièdes. La malade obéit, malgré les difficultés qu'il y avoit à remuer un corps si douloureux, déjà plié en deux, pour le plonger dans une baignoire; et l'opium fut rejetté.

Le relâchement de l'estomac et celui de tout le canal intestinal arrivèrent après un mois de ce régime. Il fallut cesser l'usage de l'eau de poulet, attendu que le ventre s'ouvrit. On donna quelques petits bols purgatifs de peu de conséquence, (auxquels je consentis par pure complaisance), qui favorisèrent les évacuations. La bile arrêtée dans ses couloirs naturels, par l'effet de la crispation des vaisseaux biliaires, coula en abondance; et la malade toujours souffrante, mais toujours obéissante , mérita la récompense due à son extrême patience , et à sa soumission. Elle a enfin triomphé de tous ses maux, à la faveur de 250 bains tièdes de trois heures.

Elle marcha ; elle se promèna dans son jardin sans cane, et sans soutien; elle sortit ; elle rentra dans le monde, où elle fait les délices de la société, par sa gaîté et les charmes de son esprit; et si elle ressentit encore un reste de cette lombagie, elle fut fondée à croire qu'elle en triompheroit tôt ou tard, par les mêmes secours, ainsi qu'il arriva à M. l'Evêque de Noyon, cité dans mes OEuvres, qui a été jadis dans le même cas; et comme les urines étoient toujours naturelles et sans sédiment, il étoit à présumer que les reins n'étoient pas embourbés, et que la cure étoit radicale.

J'observe que, si la malade a supporté deux cent cinquante bains de trois heures, il est évident, par cela seul, qu'elle étoit racornie; car y a-t-il un corps, autre que celui d'un racorni, qui pût jamais supporter une si longue immersion dans le bain tiède, sans tomber dans le plus grand épuisement; je dirai plus, dans un relâchement mortel? Il y a plus encore à observer, c'est que cette convalescente, bien loin d'être affoiblie par cette grande quantité de bains, reprenoit chaque jour ses forces, et qu'elle renaissoit insensiblement à la faveur des bains.

Telles sont les merveilles du bain chez les malades de cette espèce; c'est-à-dire, chez ceux qui ont été irrités et brûlés, pour ainsi dire, par la prodigalité des drogues, et principalement par le quinquina. Car ce remède que l'on emploie aujourd'hui à tort et à travers, dans les maladies chroniques, celles sur-tout où le médecin n'entend plus rien, est devenu si familier, qu'il n'y a point de vaporeux invétéré qui n'en soit abreuvé, ne fût-ce que pour se conformer à un usage reçu par la généralité. Telles sont, dis-je, les merveilles des bains en pareil cas. Si, au contraire, on traite les nerveux avec des remèdes opposés à ceux-ci par leur action (les toniques), on les voit s'affoiblir tous les jours, et succomber enfin sans pouvoir s'en défendre.

Mais à peine nous nous rejouissions de ce nouveau triomphe, que la fièvre tierce reparut chez madame Laugier. C'est ici où il fallut opposer la fermeté de l'expérience, pour ne pas revenir au quinquina, qui auroit infailliblement replongé la malade dans ses anciens maux. Et en effet, madame Laugier, dont la confiance m'étoit assurée, se condamna elle-même à supporter patiemment cette fièvre, autant qu'il plairoit à la nature de la provoquer. Je savois que cette troisième rechûte provenoit d'un reste de matière fébrile, cantonnée dans les entrailles par l'effet prématuré du quinquina, dont les humectans avoient facilité la sortie, et la rentrée dans le sang. Je ne vis donc dans cette rechûte que les effets de la nature débarrassée de ses entraves, qui agissoit de concert avec les délayans, auxquels elle avoit été livrée exclusivement, et la fièvre disparut après quelques accès de peu de conséquence, ce qui ne la dispensa pas de se baigner toujours, et alors la guérison fut radicale.

Madame Laugier est aujourd'hui rentrée dans le monde, je le répète, avec sénibilité; elle s'acquitte de tous ses devoirs envers la société, et ses amis la revoient parmi eux avec une nouvelle satisfaction. O vous prôneurs enthousiastes du quinquina, quand est-ce que vous reconnoîtrez dans ce spécifique précieux un arme à deux tranchans, quand elle est entre vos mains ? Et vous qui refusez de reconnoître le racornissement des nerfs, direz-vous encore que madame Laugier n'étoit pas racornie ? Que ne direz-vous pas contre cette observation, et peut-être contre moi ?

Un ami de madame Laugier, qui avoit été si souvent le témoin de ses souffrances, tombe dans le même cas (M. de Joubert), et s'il n'éprouve pas comme elle les rigueurs du quinquina, ce seront celles d'une affection morale, qui avoit porté sur le genre nerveux d'une manière très-prononcée. Il souffre des

douleurs vives dans la cuisse droite, et dans
la jambe du même côté. Il paroît une enflure
sur la région lombaire, et cette enflure semble
accuser une congestion humorale, tenant du
rhumatisme. On purge en conséquence; on
y revient jusqu'à cinq fois; la douleur et l'enflure augmentent; le malade souffre nuit et
jour; il ne dort pas; la fièvre est lente, et la
jambe douloureuse se raccourcit. Je suis consulté à cette époque; j'opine pour l'eau de
poulet et pour les bains domestiques tièdes.
Mais je trouve des difficultés insurmontables
pour l'emploi de ce dernier remède; l'eau de
poulet est donc le seul auquel M. de Joubert
est livré pendant deux mois, avec une abondance qui passoit même les bornes que je lui
avois prescrites, et il guérit.

Baglivi nous dit : *scribo in aëre Romano.*
Il entendoit parler de l'air qu'il respiroit à
Rome; et moi, si j'emprunte le langage de
ce praticien consommé, et que je dise après
lui : *scribo in aëre Arelatensi,* ce sera pour
faire entendre à mes adversaires, que j'écris
à Arles sous les yeux de mes concitoyens.
J'ai cité des faits connus du public, et si j'ai
cité par fois des malades étrangers, c'est qu'ils
étoient venus à Arles pour se confier à mes
soins. Leur guérison a été opérée sous les

yeux de certains critiques qui ne me pardon-
neroient pas la moindre exagération. Il seroit conséquemment inutile de les contester
ou de les révoquer en doute ; il est donc de
fait, que l'eau de poulet toute seule à guéri
M. de Joubert.

Cependant M. de Joubert étoit racorni,
comme avoit été madame Laugier, son amie,
puisqu'il avoit déjà une jambe contractée et
raccourcie, comme elle ; mais sa maladie
étoit moins invétérée. Il souffroit néanmoins
des douleurs inexprimables dans toute cette
partie affectée ; lesquelles douleurs avoient
amené peu à peu son raccourcissement.
Que penser à la vue de pareils effets ? Si ce
n'est que la pharmacie fait tous les jours des
racornis, et que l'eau de poulet et les bains
tièdes et froids les guérissent.

CINQUIEME OBSERVATION.

Mademoiselle Montchovet, âgée de 18
ans, étoit sujette, depuis trois ans, à un
vomissement continuel, dont on ne connoissoit pas la cause au bourg Argental, sa patrie. On la traite avec tout ce que la pharmacie la plus brûlante peut fournir. Les médecins d'Annonay sont consultés, avec tant

d'autres, et n'ayant plus rien à prescrire, ils proposent le quinquina. Il ne reste plus, dirent-ils, qu'à faire l'essai de ce remède ; la malade en prend, jusqu'à ce qu'on lui dise c'est assez ; elle ne guérit pas ; elle éprouve au contraire des symptômes toujours plus graves ; ce sont des attaques convulsives qui imitoient l'épilepsie, et qui revenoient souvent, et ce triste état duroit depuis trois ans. Cette jeune fille étoit condamnée à périr faute de nourriture, puisqu'elle vomissoit sur-le-champ tout ce qu'elle prenoit, avec des glaires qui filoient comme de la colle détrempée (1). La mort eût été bien douce pour elle ; aussi cette innocente victime la desiroit-elle avec ardeur. Son corps étoit

---

(1) Un auteur très-connu par ses ouvrages (M. Dubreuil), qui a écrit sur ces glaires, les attribue au relâchement de l'estomac, auquel il oppose les toniques et les purgatifs. Mais la malade que je viens de citer avoit déjà éprouvé les tristes effets de ces remèdes, attendu que ce n'étoit pas au relâchement qu'il falloit en attribuer la cause, mais à la sécheresse et à la tension ; c'est-à-dire, que ces glaires ne sont autre chose, comme je l'ai dit ailleurs, que les sucs digestifs eux-mêmes, devenus trop épais faute de véhicule. Il me pardonnera sans doute cette explication ; il cherche la vérité, il ne trouvera pas mauvais

atrophié ; ses jambes étoient paralysées ; elle ne pouvoit se tenir debout. Ce fut dans cet état que l'on me confia cette nouvelle victime de l'art. On l'embarque sur le Rhône ; elle arrive à Arles sans m'en avoir prévenu ; je fus si alarmé, à la vue de ce petit cadavre, que j'hésitai d'entreprendre cette nouvelle cure.

L'eau de poulet et les bains tièdes me parurent ici, comme ailleurs bien nécessaires, sans trop savoir si la malade pourroit les supporter, tant sa foiblesse étoit grande. Elle resta néanmoins journellement quatre heures dans le bain ; elle y surnagea. Son corps étoit si desseché ; il étoit si léger, que le surnagement dut avoir lieu, puisqu'il ne pesoit que cin-

---

qu'on lui montre le chemin par lequel on y arrive ; il n'y en a point d'autre que celui de l'expérience.

Il applique cette même théorie avec une trop légère exception, dans un nouvel ouvrage qu'il vient de mettre au jour sur la gonorrhée bénigne et sur les fleurs-blanches, dont il a eu la bonté de me faire hommage. Je me vois encore obligé de le contredire, d'après les expériences contraires, qui nous apprennent que le relâchement n'est pas toujours la cause de ces maladies, mais plus communément le spasme et l'irritation des fibres nerveuses, occasionnée par l'âcreté des fleurs-blanches, dont j'ai fourni plus d'un exemple dans mon Traité des Vapeurs.

quante livres. Elle but abondamment de l'eau de poulet; les éclats dans les nerfs se firent entendre après un mois de ce régime; et le vomissement cessa, ainsi que le surnagement.

La paralysie des jambes disparut à la fin du second mois; et les attaques convulsives cessèrent au troisième. Une diarrhée bilieuse survenue à cette époque, qui annonçoit le relâchement des entrailles, et qui dura constamment pendant six semaines, sans affoiblir la malade, termina cette étonnante guérison. Mademoiselle Montchovet retourna au bourg Argental le sixième mois, où l'on ne comptoit plus la revoir; elle fut reçue aux portes de la ville par ses amis, et par les acclamations du peuple. Son corps qui ne pesoit que cinquante livres avant son départ du bourg, pesoit cent quarante livres à son retour; et peu après les règles, ci-devant supprimées, faute de substance, reparurent; ce qui perfectionna la cure.

Que faudra-t-il donc faire pour convertir nos incrédules? Des miracles! Mais ceux que Jésus-Christ faisoit à la face d'Israël irritèrent les Juifs, qui, au lieu de se convertir, le crucifièrent. Peu s'en est fallu que je n'aie subi le même sort à Lyon et à Paris, comme tout le monde l'a su en son temps. Semblables à ces Juifs endurcis, les médecins ne se convertiront donc jamais; ou ne se convertiront-ils, comme eux, qu'à la fin du monde. L'acharnement avec lequel on censure ma doctrine depuis quarante ans , m'oblige à tirer ce fâcheux prognostic.

Quel que soit le danger que je cours en publiant ces merveilles de l'art, je n'en étalerai pas moins ici, en faveur de mes détracteurs, les miracles que la méthode aqueuse, celle qu'ils censurent avec tant d'aigreur, a opéré en son temps, et ceux qu'elle opère tous les jours, non à la face d'Israël, mais à celle de toute la République. Je citerai donc madame de Beson, à Paris, mademoiselle Balaquai, à Lyon , toutes les deux aveugles par l'effet du racornissement des nerfs optiques , à qui j'ai rendu la vue, par le seul effet de l'eau de poulet et des bains. (Traité des vapeurs, sixième édition, tom. I, pag. 397).

Faut-il citer des muets? Mademoiseille Autheman, sur laquelle j'ai fait mes premières expériences, et qui figure à la tête du même ouvrage, étoit muette depuis deux ans. Sa langue desséchée comme ses entrailles, se dépouilla de sa première peau, et mademoiselle Autheman parla , (*ib.* page 293).

Faut-il citer des paralytiques? Madame Pecauld d'Arbois en Franche-Comté, qui vint me trouver à Paris; mademoiselle de Rostain de Tournon, qui vint me trouver à Arles, ainsi que mademoiselle Montchovet, du bourg Argental, étoient paralytiques; elles marchèrent, non à ma voix, mais par l'effet de l'eau de poulet et des bains, (*ibid.*).

Faut-il enfin ressusciter un mort? Lazare Vidal du lieu de la Beaume, dans le ci-devant Comtat, fut trouvé étendu mort sous un arbre, exposé à l'ardeur du soleil; on l'apporte à l'hôpital d'Arles que je servois alors; il est en suaire; on va l'enterrer; ce cadavre est plongé dans un bain froid en ma présence, et celle de M. le M.... de Méjanes, recteur en semaine, et de toute la faculté; il revient à la vie (*ib.*).

Je les entends se récrier toujours plus ces critiques forcénés, à la vue des merveilles opérées par ma méthode. Ils disent que l'eau de poulet n'est que de l'eau claire, et qu'inutilement on voudroit leur faire entendre que cette boisson est bonne à quelque chose. Comment ose-t-on nous proposer, disent-ils encore, de traiter les fièvres d'accès sans quinquina, ou avec des modifications aussi ridicules qu'extraordinaires? Comment! c'est ce que je leur ai enseigné plus haut, et ce que je leur apprendrai ci-après ; mais je ne le répéterai pas ici , pour éviter une prolixité fastidieuse , qui prêteroit beaucoup trop à la critique.

J'ajouterai seulement que j'ai donné plus d'une fois, en pareille circonstance, du quinquina dans un bouillon rafraîchissant, avec le plus grand succès ; que je l'ai donné encore dans une émulsion avec le même avantage. C'est ainsi que les médecins prudens se conduisent , pour ne pas augmenter l'irritation du genre nerveux, quand cette irritation est à craindre ; condition essentielle sans laquelle on ne fixera jamais la fièvre , sans laquelle encore on procurera de nouveaux maux ; et quand la fièvre , une fois fixée par cette méthode , reparoîtroit , on se gardera bien de revenir au quinquina , mais à l'eau de poulet qui la détruira tout-à-fait , en procurant des évacuations salutaires par le relâchement qui surviendra tôt ou tard.

Les exemples funestes d'une pratique contraire sont aujourd'hui trop fréquens , pour ne pas céder à la force de cette vérité ; ce que je me hâte de prouver par des faits aussi authentiques que récens.

Madame de Signié est nerveuse au plus haut dégré ; elle est fille d'une mère plus nerveuse encore ; elle est attaquée de la fièvre tierce en l'an IX. Elle n'a confiance qu'en moi, quoique je ne pratique plus ; je me rends à ses instances. Madame de Signié est émétisée en lavage, sous les auspices de l'eau de poulet, dont elle fait un fréquent usage. Mais très-convaincue par sa propre expérience, que le quinquina en substance lui procureroit de nouvelles crispations, et des spasmes plus ou moins violens sans la guérir, elle se décide, d'après mon avis, à abandonner la fièvre à elle-même ; elle en essuye dix accès sans murmurer ; forcée enfin de recourir au spécifique, elle le prend dans une émulsion faite avec les semences froides ; et la fièvre disparoît sans retour.

J'avois fait cette épreuve dans les mêmes circonstances avec le même succès. J'en citerai bientôt un autre exemple. Ce sont là des faits qui sont sous les yeux de mes adversaires ; je les leur présente avec générosité, pour leur apprendre ce qu'ils ignorent ; c'est que toutes les fois qu'on n'aura pas égard à cette trop grande sensibilité des nerfs, que l'on rencontre aujourd'hui plus fréquemment qu'autrefois, on procurera des maux toujours incurables et mortels. La maladie de madame Laugier, celle de madame de Signié, et autres que je pourrois citer, viennent à l'appui de mon assertion ; mais la maladie de celle-ci nous apprend quelque chose de plus, c'est que la vertu du quinquina ne consiste pas dans sa partie ligneuse, mais dans sa volatilité, puisqu'il a opéré dans une émulsion.

Je les entends encore ces critiques implacables se replier dans la perversité de leurs cœurs (1), et m'accuser de ne connoître que la tension de la fibre nerveuse, et jamais le relâchement. Mais ils oublient volontairement que j'ai fait mes preuves en sens contraire, et que j'ai employé comme eux les toniques et les cordiaux; et puisqu'il faut leur rappeler ces exemples, je les renvoie à ceux qui sont consignés ci-après dans la douzième observation; et d'ailleurs, avant d'avoir enfanté ma théorie, n'avois-je pas été imbu d'une théorie contraire? Et ma pratique de ce temps là, n'étoit-elle pas celle des médecins fortifians?

---

(1) Si cette expression paroissoit à quelques-uns trop dure et peut-être offensante, je les prie d'observer que cette dispute littéraire, dans laquelle on ne m'a pas ménagé les sarcasmes, faute de raisons, date depuis 40 ans sans interruption, malgré les preuves les plus convaincantes et les plus multipliées que j'ai fournies en ma faveur, et alors je trouverai indulgence.

Ce

Ce n'est enfin qu'après avoir commis moi-même bien des fautes, que j'ai reconnu mon erreur; et alors j'ai cru qu'il étoit de mon devoir de la publier. Semblable à ce voyageur charitable qui, s'étant égaré du vrai chemin, retourne sur ses pas, s'empresse d'avertir ceux qui viennent après lui qu'il s'étoit trompé, et leur montre la véritable route.

SIXIEME OBSERVATION.

M. de la Lauzière, ancien militaire, âgé de quatre-vingt-deux ans, tombe malade ; il est attaqué d'une fièvre continue qui se termine en fièvre tierce. On le traite *secundum artem,* c'est-à-dire qu'il est purgé, pour passer ensuite au quinquina ; on le guérit, mais la fièvre revient plusieurs fois. Les enflures surviennent alors; le ventre se tend, les hémorrhoïdes paroissent, elles ne fluent pas. On emploie un vin aromatique sur les jambes enflées; on en augmente la force par dégré; on emploie enfin jusqu'à l'eau de vie camphrée. Celle-ci agace les nerfs déjà tendus outre mesure; elle procure des échimoses qui imitent la gangrène; la fièvre est continue; le malade est suffoqué; il se meurt. On lui propose encore le quinquina , pour parer

aux ravages de la gangrène supposée; il s'y
refuse.

Réduit enfin à la dernière extrémité, i[l]
réclame les secours de l'amitié qui nous li[e]
depuis longues années. Je suis instamment
prié par son confesseur, qui venoit de lui
donner l'extrême-onction, de venir le voir.
J'obéis avec peine dans la crainte de manquer
à celui de mes collègues qui en étoit chargé.
J'arrive chez lui à neuf heures du soir,
comptant y trouver le médecin ordinaire,
ainsi que j'en étois convenu avec le confesseur; je vois le malade réduit aux abois,
par la tension du ventre et la suffocation;
qui me parut provenir du reflux des humeurs
des parties basses, répercutées sur la poitrine; mais j'entrevois la possibilité de le
soulager sans oser pourtant me flatter de lui
sauver la vie.

Pour cet effet, je rejette l'eau de vie
camphrée, j'ordonne le bain de pieds; le
malade plonge ses jambes enflées et dures
comme du bois, dans un baquet, jusqu'aux
genoux, étant assis sur le bord de son lit. Il
reste dans cette attitude pendant toute la
nuit, attitude favorable à la suffocation.
Je prescris l'eau de poulet pour boisson,
et je me retire. On m'apprend le lendemain

matin, à mon réveil, que les jambes sont ra-
mollies, qu'elles sont désenflées ; que les ta-
ches noires ont disparu en partie ; que le
malade enfin est beaucoup mieux. Le médecin ordinaire continue ce même traitement
pendant trois jours, la fièvre cesse, et le
mourant revient à la vie. Il a eu depuis
certaines ardeurs d'urine que le quinquina
avoit procurées ; il y a remédié par le demi-
bain.

Qui est-ce qui avoit procuré ces échimoses
qui imitoient si bien la gangrène ? C'est sans
contredit le vin aromatique et l'eau de vie
camphrée qui, en contractant les muscles et
les nerfs des parties basses, avoient produit
une tension si considérable, que le sang
n'avoit pu remonter aux parties supérieures ;
et alors, par son séjour, avoit procuré ces
stases sanguines qui imitoient la gangrène.
Qui est-ce qui rappela la circulation dans les
jambes enflées, tendues et échimosées ? Le
bain des pieds. Qui est-ce qui arrêta la fièvre ? L'eau de poulet, et non le quinquina.

Une guérison de cette espèce, opérée
chez un malade âgé de 82 ans, est bien élo-
quente. Elle devroit bien à jamais fermer la
bouche à tous ces énergumènes qui prônent
le quinquina à haute voix, et à tous ces mé-

decins fortifians qui ne reconnoissent que la foiblesse des organes et l'atonie, là où il y a au contraire tension, sécheresse et roideur. Quoiqu'il en soit, M. de Lalauzière, âgé aujourd'hui de 86 ans, se porte bien; son existence, ainsi que celle de tant d'autres, prêche en faveur de ma pratique; et ce n'est pas sans fruit pour l'art et les malades.

J'ai vu, dit Boerrhave, les suites fâcheuses produites par l'usage immodéré ou intempestif du quinquina. La fièvre arrêtée par ce remède, il en résulte des obstructions insurmontables dans le foyer de la fièvre, c'est-à-dire, dans les entrailles et dans le mésentère, dont la fièvre elle-même eût été le plus puissant remède. L'autorité de ce médecin célèbre est ici d'un grand poids; elle fortifie mon opinion et celle de Sydenham.

On frappe à ma porte, ai-je dit dans mon opuscule, en répondant à la critique amère insérée dans le journal de Médecine de Montpellier. Qui est-ce ? Une victime du quinquina; et j'ai cité les faits. Mais en voici deux autres tout nouveaux; ce sont deux dames de St.-Etienne-en-Forêt qui arrivent à Arles pour me consulter. Ces dames sont toutes les deux nerveuses bien caractérisées par tous les symptômes connus. La première étoit attaquée d'un froid glacial qu'elle ressentoit dans toutes les parties de son corps; elle avoit en même temps une diarrhée qui l'affoiblissoit beaucoup, et qui cependant étoit accompagnée d'un appétit vorace. Elle avoit déjà pris plusieurs stomachiques dans la vue de fortifier son estomac et de calmer cette diarrhée importune; mais ces remèdes avoient augmenté la diarrhée et le froid qui l'obligeoit à se couvrir outre mesure; elle avoit fini par le vin de quinquina; elle en prenoit depuis six mois sans succès.

N'étoit-il pas évident que le froid en question provenoit de la contraction spasmodique du réseau réticulaire de la peau, qui, s'opposant au passage de l'insensible transpiration, procuroit le froid et la diarrhée? C'est d'après cette théorie que je prescrivis des remèdes entièrement opposés aux stomachiques, et ces remèdes la guérirent.

La seconde avoit des pertes blanches continuelles, et souvent encore des pertes rouges qui annonçoient la cessation critique des règles. On avoit traité ces deux symptômes avec des toniques et des astringens, et encore avec du quinquina, qui les avoit aggravés, puisque les pertes étoient augmentées. Je prononcai à celle-ci que les bains tièdes la guériroit , si elle avoit le courage de s'y livrer avec confiance , comme en effet ils l'ont guérie.

Je traite actuellement à Paris une dame attaquée des fleurs blanches, avec complication de scrophules, par l'extrait de ciguë et par les bains tièdes ; et elle est déjà très-avancée dans sa guérison.

Je viens de voir périr un goutteux qui avoit gardé la fièvre quarte pendant long-temps, et pour laquelle il avoit épuisé toute une pharmacie. Livré ensuite au vin de quinquina qu'il prenoit tous les jours , avant ses repas , et qu'il croyoit indifférent , contre l'avis de son médecin , et le mien ; il fixe la goutte , au lieu de fixer la fièvre. Celle-là reflue sur la poitrine ; le malade meurt en cinq jours d'une péripneumonie ; *et cet exemple* se répète tous les jours sous mes yeux.

Un jeune enfant est attaqué des mouvemens convulsifs, propres à cet âge. On lui donne de la poudre de Guttète qui n'opère rien ; on le livre au quinquina ; on fixe dans le cerveau, la matière qui procuroit les mouvemens convulsifs ; l'enfant reste hébété, et jamais son cerveau ne reprendra ses fonctions. J'ai vu commettre cette même faute à un habile médecin dans sa jeunesse ; et l'enfant est resté hébété jusqu'à l'âge de 50 ans, qu'il est mort.

Il est temps enfin d'ouvrir les yeux à la double lumière de la théorie et de l'expérience, et de se persuader que le quinquina, tout spécifique qu'il est pour la fièvre, ne devient pas moins un poison lent, entre les mains de ceux qui lui donnent une confiance illimitée. J'ajoute que je l'ai vu produire des effets salutaires, quand on l'associe aux purgatifs; puisque les évacuations que ceux-ci procurent s'opposent à la congestion de la matière fébrile dans les entrailles, et aux obstructions toujours mortelles qui en sont les suites.

Je dirai, en finissant cet article, que le quinquina agit comme astringent, ce dont tout le monde convient; d'où il résulte que resserrant les vaisseaux capillaires en général, et en particulier ceux des entrailles, il ferme le passage à la matière fébrile, et l'oblige à refluer ailleurs, parce qu'il ne peut pas la neutraliser, pour emprunter le langage de nos chimistes modernes, et l'anéantir. Mais où la fixe-t-elle cette matière fébrile? Dans le mésentère, pour reparoître de nouveau, quand des circonstances particulières la mettront en jeu, et lui ouvriront les portes par où elle a coutume de pénétrer dans le sang;

ce qui procure ces rechûtes éternelles qui
ne sont pas sans danger. Et voilà pourquoi le
quinquina est moins à craindre, quand il est
associé aux purgatifs, si rien ne s'oppose à
cette réunion.

SEPTIEME OBSERVATION.

M. Mallardot, commissaire des guerres,
âgé de 35 ans, d'un tempérament sec et très-
irritable, essuye à Milan, où l'avoit appelé
son service, plusieurs accès de fièvre en l'an
neuf. Il est traité comme l'on traite les fiévreux en Italie, où le quinquina est plus pro-
digué qu'ailleurs ; ils ne savent guérir la
fièvre, m'écrivoit-il, qu'en tanant l'estomac
avec la poudre de quinquina, comme certains
ouvriers tanent les cuirs avec la poudre de
chêne (1). Ses membres se roidissent, il ne
peut plus marcher sans soutien, sa vue s'obs-
curcit, ses yeux sont affectés par un stra-
bisme convulsif. Son corps desséché ne pré-

____

(1) Les médecins italiens emploient le quinquina
avec la plus grande profusion ; ils l'appliquent à toute
sorte de maux. Ceux de l'Angleterre, de l'Allemagne,
de l'Espagne, du Portugal, et ceux du nouveau
Monde se conduisent de même ; et je crois que l'on
peut demander, sans être indiscret, si le Pérou fournit assez de quinquina pour contenter tant de monde.

sente plus qu'un squelète décharné ; c'est dans cet état qu'il arrive à Arles pour se confier à mes soins.

M. Mallardot est à l'eau de poulet et aux bains tièdes, dans lesquels il surnage. Il y reste journellement pendant quatre heures consécutives; et dans l'espace de trois mois, ses nerfs éclatent; il marche librement ; il se promène sans soutien; il va au spectacle; il alloit même retourner à Milan, où l'appeloit son service, lorsque la fièvre reparoît. On juge déjà qu'il fut traité avec ce ménagement qu'exigeoit son premier état. Il prend un émétique en lavage, il essuye plusieurs accès, après quoi je lui donne du quinquina dans une émulsion, et il guérit.

La plupart des médecins ne me croiront pas, ou ne m'entendront pas, si je leur dis que cette rechûte qu'a éprouvé M. Mallardot, n'est provenue, ainsi qu'à madame Laugier citée plus haut, que pour avoir étouffé

On a fait paroître depuis peu une autre espèce de quinquina qui est rouge, que l'on dit venir de la côte de Malabar. Cette nouvelle découverte fortifie mes soupçons ; mais ce nouveau quinquina est falsifié comme l'autre : c'est avec la garance (*rubia tinctorum*) qu'on lui donne cette couleur; ce qui augmente son activité sans augmenter sa vertu.

les premiers accès de fièvre avec le quinquina employé trop tôt; ce qui fixa la matière fébrile dans les entrailles. Celle-ci cantonnée et comprimée dans les vaisseaux et les glandes du mésentère, se trouvant plus à l'aise par l'effet du relâchant, pénétra dans le sang par les voies ordinaires. Telle est la véritable cause des rechûtes qui surviennent toujours après l'usage trop précoce du quinquina, ou quand il est employé sans correctif.

Tel est le triste effet de ce spécifique précieux, entre les mains des ignorans, et plus encore entre celles des médecins *à forte dose*. Je prends la liberté de les appeller ainsi, parce que je ne vois, dans le journal de médecine de Montpellier, que cette sorte d'expression. Est-ce du camphre? On recommande de le donner à forte dose. Est-ce du quinquina? C'est encore à forte dose; c'est l'expression familière aux médecins de cette ville, en exceptant M. Berthe et M. Dumas, professeurs de cette école célèbre, et quelques autres qui, opposés aux idées de monsieur Baumes, s'occupent continuellement à les corriger et à les tempérer. Ces médecins à forte dose nous prouvent tous les jours que leur médecine n'est pas celle d'Hippocrate, tant s'en faut, puisqu'ils mettent toute leur confiance dans les remèdes

pharmaceutiques; mais aussi Hippocrate gué-
rissoit-il souvent, tandis que ces Messieurs guérissent rarement, pour ne pas dire jamais, à
en juger par leurs observations insérées tous
les mois dans le journal de médecine, où la
plupart de ces romans nécrologiques, se ter-
minent tragiquement par la mort.

Leur parlerai-je de ces éclats qu'a éprouvé
M. Mallardot dans le bain, comme tant d'autres? Ils ne me croiront pas davantage; mais
leur incrédulité, à cet égard, n'anéantit pas
l'existence de ce nouveau symptôme, ainsi
que celui du surnagement de certains malades
dans le bain; symptôme tout aussi nouveau
et incroyable pour eux que le premier. Ces
symptômes n'en sont pas moins réels, et
j'en ai rendu raison dans les deux premiers
volumes de mon Traité des vapeurs, auxquels je renvoie nos incrédules. S'il se trouvoit encore de ces mécréans volontaires, je
les inviterois à venir vérifier le fait auprès
de moi; ils entendroient ces mêmes éclats
sur la personne d'un anglais, que je traite
en ce moment; je leur en donnerois toutes
les explications physiologiques. Je leur ap-
prendrois en outre à faire comme moi; et
cela avec cette cordialité qui part du cœur
d'un ami de l'humanité, qui cherche moins

à l'emporter sur les médecins qui lui sont opposés que sur la maladie. Mais revenons à la
nouvelle leçon que leur donne l'expérience,
et à laquelle je les appelle.

Un anglais, âgé de 35 ans, d'un tempérament sec et irritable, arrive à Arles, dans le
mois de vendémiaire an X, pour se confier à
mes soins ; il étoit racorni de tous ses membres ; son corps étoit gêné dans tous ses mouvemens, ainsi que la tête qu'il ne pouvoit pas
renverser en arrière. Il ne pouvoit pas non
plus croiser ses jambes, ni les porter l'une
sur l'autre, tant la roideur des muscles étoit
extrême ; il ressembloit à un mannequin de cire
ou de bois. Il éprouvoit en outre des attaques
convulsives assez fréquentes, qui imitoient
l'épilepsie ; il éprouvoit encore un froid glacial dans les extrémités, qui l'obligeoit à porter
des bas de laine dans les plus grandes chaleurs
de l'été. Il ne transpiroit pas, il étoit constipé,
et n'alloit à la garde-robe, depuis trois ans,
que par le secours des lavemens.

Cette constipation fut le premier symptôme
de sa maladie ; et pour la dompter, on l'avoit
gorgé à Londres et à Paris de pillules purgatives et de quinquina, qui, en agaçant continuellement les entrailles, irritèrent sympa-
thiquement tous les nerfs en général, et prin-

cipalement les nerfs optiques et les nerfs auditifs, d'où s'ensuivirent la surdité complète et la cécité. Tel étoit l'état de ce malade, quand il arriva à Arles.

M. P..., homme de lettre, et son épouse aussi spirituelle que lui, connoissoient l'un et l'autre mon Traité des vapeurs, ils étoient déjà convaincus de la vérité de mes principes, et le malade savoit qu'il avoit été la victime des principes contraires. Ils partent de Paris, après m'en avoir prévenu. Le malade étoit tout disposé à se soumettre au régime aqueux; il est donc mis à l'eau de poulet et aux bains tièdes, dans lesquels il reste quatre heures par jour. Ses nerfs éclatèrent bientôt ; ils éclatent encore; depuis un an et plus, le froid glacial des jambes et la constipation ont disparu; son corps est devenu souple; la transpiration insensible est rétablie. M. P... marche, il sort, il se promène, il n'est plus sourd; mais les yeux sont dans le même état, ce qui n'est pas sans espoir. Les attaques convulsives n'ont pas encore cessé, mais elles sont moins fortes et plus éloignées; tel a été l'état de ce malade en arrivant à Arles, et tel est celui où il est aujourd'hui. Que répondre à de pareils effets? n'est-ce pas là le racornissement des solides? Qui est-ce qui pourroit le contester?

HUITIÈME OBSERVATION.

Sur les heureux effets de la glace et de l'eau de poulet, dans une fièvre intermittente, dénaturée par le quinquina et devenue mortelle.

M. Dumas, médecin à Arles, vient de me communiquer l'observation suivante : Antoine Vicard, matelot, âgé de vingt-six ans, fut attaqué de la fièvre tierce, épidémique, en l'an X. On lui donne l'émétique ; on le purge deux fois ; on le livre ensuite au quinquina, jusqu'à ce que des symptômes alarmans vinssent en interdire l'usage. La fièvre devient continue ; le ventre se tend ; les urines se suppriment, le vomissement et le hoquet succèdent à cette irritation. On a recours à la potion anti-émétique de rivière, qui augmente l'irritation ; Vicard se plaint d'un feu qui le dévore ; il est suffoqué, on désespère de lui, il se meurt.

On appelle M. Dumas dans ce moment critique. Il reconnoît, à la vue de ces symptômes, les tristes effets du quinquina, donné sans correctif et avec profusion. Il ordonne l'eau de poulet à la glace ; il fait appliquer des fomentations d'eau froide sur le ventre météorisé ; on donne des lavemens d'eau froide, et Vicard est soulagé. Le ventre s'ouvre ; les vents sortent avec impétuosité. La bile arrêtée dans ses couloirs, par la crispation des entrailles, est évacuée au grand soulagement du malade, Vicard est sauvé. « Je » vous fais part, ajoute M. Dumas, d'une » guérison que je dois à vos principes, en » vous priant d'éclairer un jeune homme ja-» loux de marcher sur vos traces. »

L'effet de l'eau de poulet à la glace nous apprend que la raréfaction de l'air intérieur étoit extrême, et Vicard alloit périr par le seul effet de cette raréfaction, si M. Dumas ne fût venu à son secours. Elle nous apprend encore que le chirurgien qui avoit procuré tous ces accidens par son impéritie, ne connoissoit pas les moyens d'y remédier, et le malheureux Vicard étoit sa propre victime. Mais M. Dumas est jeune ; il aime à s'instruire ; il a été témoin de mes succès dans des circonstances à-peu-près pareilles ; il en a profité ; il a vu que tout ce qu'on lui avoit appris à Montpellier sur cet article, étoit à pure perte pour lui ; il a échangé les principes de ses maîtres pour les miens, et il guérit.

Je pourrois citer quelques médecins aussi

jeunes que lui, qui se sont convertis à ma voix;
mais je n'aurai jamais sans doute la satisfaction
de compter dans ce nombre ces vieux praticiens, qui, ayant croupi dans leur routine, se
sont familiarisés avec la mort. Je suis cependant obligé de convenir que M. Dumas n'est
pas le seul des médecins d'Arles qui ait corrigé
sa pratique. Je vois avec satisfaction que mes
autres collègues, hommes tous plus estimables, sont plus réservés dans l'emploi de cette
écorce précieuse que par le passé. Mais les
chirurgiens et les apothicaires, (en exceptant nommément M. Ferrier, chirurgien distingué), peu en état de connoître le cas où ce
fébrifuge est contre indiqué, et d'en apprécier la valeur, procurent de grands maux à
Arles, comme ailleurs, au lieu de les soulager.

C'est principalement en automne, que l'on
apperçoit les tristes effets de leur funeste
pratique. Le paysan et l'artisan qui se nour-
rissent, par économie, du poisson qui sort de
nos marais, tombent malade en été; ils sont
attaqués de la fièvre tierce ou quarte, que
précède souvent la fièvre putride. Ils sont
livrés au quinquina, après un ou deux purgatifs; ils essuyent plusieurs rechûtes; ils deviennent bouffis; le ventre se gonfle, il se
tend, ils sont hydropiques ou tympanitiques,

et

et ils meurent, comme l'on dit, à la chûte des feuilles.

Ceci n'est pas hyperbolique; et en effet en compulsant les registres mortuaires des années IX, X et XI, j'ai été frappé de terreur à la vue de cette mortalité. Je pourrois dire encore que le commencement de l'an XII, (vendémiaire, brumaire et frimaire) est aussi fertile en morts que les deux années précédentes. Cette mortalité est réservée pour l'automne, par les raisons que j'ai données plus haut et que je ne cesserai de répéter; c'est que le peuple tombe malade dans l'été; et qu'il est traité avec une profusion de quinquina, que j'appelle scandaleuse. Il tombe, il retombe, il se relève plusieurs fois. Il mange dans l'espoir de rétablir ses forces pour travailler, quand il devroit faire diète, et il meurt en automne et dans l'hiver; ce qui n'arriveroit pas assurément si, après avoir évacué le malade par le haut et par le bas, on abandonnoit la fièvre pendant quelque temps à ses propres efforts, avant d'employer le quinquina.

Mais ce malheureux journalier qui est accoutumé à prendre des remèdes, en demande lui-même; il se fâche si on ne lui onne pas, et le chirurgien et l'apo-

Tome III. G

thicaire, toujours complaisans, par intérêt, lui obéissent volontiers. Quand est-ce donc qu'on ouvrira les yeux sur cette funeste pratique qui dépeuple annuellement notre ville et les environs ? C'est aux médecins à opérer cet heureux changement. Ils voient évidemmént les maux qu'ils ont à réparer ; je les invite à me seconder dans cette grande entreprise, si non le public se dégoûtera d'eux, et il se traitera lui-même, d'après ces documens que je donne sur-tout pour lui.

Je connois une autre source de dépopulation non moins funeste à ce malheureux pays, en le privant des bras qui lui manquent toujours pour la culture de son immense terroir. Ce sont les enfans trouvés, dont il n'échappe pas un seul depuis la révolution ; soit par l'insouciance de l'administration des hospices civils, soit par misère ou autrement. Notre respectable archevêque a été le témoin de ce que j'avance, dans une visite qu'il a bien voulu nous faire l'année passée. Il a vu avec moi plusieurs de ces pauvres orphelins morts ou mourans dans le berceau. Il a entendu de la bouche d'un des administrateurs qui nous accompagnoit dans cette visite, qu'il n'en échappoit pas un seul ; mais il ne tient pas à lui de remédier à ce désordre. Fasse le ciel que cette plainte, sortie d'un cœur sensible et compâtissant, parvienne jusqu'au Gouvernement. C'est alors que nous conserverons des enfans si précieux à l'Etat, pour réparer les pertes de la patrie et les nôtres. Cette perte annuelle a été évaluée de 80 à 100, dans la seule ville d'Arles.

A mon retour de Paris, l'année passée au mois d'octobre, j'ai été arrêté en plusieurs endroits, sur ma route, par des fébricitans; si ce n'étoit pas le maître de la poste, ou la maîtresse, c'étoit des postillons et autres domestiques qui étoient sur le grabat, par l'effet encore du quinquina employé à contre-temps et avec la plus grande profusion; ce qui m'a appris que l'épidémie s'étendoit depuis Paris jusqu'à Arles, et même jusqu'à Nice, et que par-tout on prodiguoit ce fébrifuge.

Mais j'ai vu avec satisfaction, dans le Journal de Médecine de Montpellier, quelques observations sur les effets avantageux de la glace et de l'eau froide employées dans ces sortes de fièvres; ce qui m'a appris que nos médecins qui parlent aujourd'hui glace et eau froide, commencent à entendre raison. Mais dans la dernière de ces observations j'ai vu que l'eau froide et la glace, appliquées sur le ventre d'un tympanitique, a été appliquée empiriquement, puisque cette glace a agi en condensant l'air intérieur trop raréfié, et non pas en donnant du ton aux muscles de l'abdomen (qui n'en avoient que trop), comme le prétend l'auteur de cette observation; ce qui est prouvé par les borborigmes que l'on entendoit, dit-il, au bas de l'escalier; tandis que dans le cas du relâchement ces grouillemens n'ont jamais lieu.

Quand on reviendra plus souvent à ce remède, et que l'on se familiarisera avec lui, on reconnoîtra alors, que c'est à la raréfaction qu'il faut s'en prendre et non au relâchement. Le rédacteur de ce Journal auroit dû faire cette réflexion avant moi et nous la donner au bas de l'observation dont il s'agit, en guise de corollaire. Un journaliste, quand il est sur-tout professeur de l'école de Montpellier, est ce pilote habile qui tient le gouvernail pour redresser le vaisseau quand il s'égare de la route qu'on lui a tracée ; mais pour en venir là, il faut qu'il s'instruise au lit des malades, et non dans son cabinet, où il ne s'occupe qu'à créer de nouveaux termes de médecine; et notre journaliste n'est pas encore assez instruit pour connoître si c'est le relâchement ou la tension qui produit ces borborigmes.

Aurois-je prêché dans le désert comme Jean-Baptiste? Non, grâce à Dieu, non. Mon anathême lancé contre l'abus du quinquina a réveillé les savans de leur assoupissement sur l'article le plus intéressant de la médecine clinique. Un membre de l'Institut (M. Seguin) pénétré de mes réflexions au sujet du quinquina, s'est empressé de soumettre cette écorce précieuse à l'analyse chimique pour en connoître la vraie valeur ; il a visité tous les quinquinas des boutiques de Paris et de Versailles ; il s'est assuré qu'il n'existe plus aujourd'hui d'autres quinquinas que ceux qui sont falsifiés par l'avidité des commerçans (1). Il a voulu y suppléer par la gélatine, et il a réussi. Il est à espérer (2) que les médecins,

______

(1) J'ai lu dans une feuille périodique qu'un vaisseau chargé de quinquina falsifié, fut confisqué à Cadix, et que le quinquina fut jeté à la mer.

(2) Il y a plus à espérer encore, quand je vois un candidat de l'école de Paris s'élever aujourd'hui avec force contre l'abus des remèdes pharmaceutiques en général, et nommément contre la doctrine de Brown (dont je parlerai ailleurs), qu'il appelle *le Vanhelmont moderne;* attendu que celui-ci rejetoit la saignée dans la pleurésie, qu'il remplaçoit par les sudorifiques ; quand Brown, plus dangereux encore, la remplace par les purgatifs : systêmes erronnés, pour ne pas dire extravagans et meurtriers; ainsi que

G 3

frappés de cette heureuse découverte, profiteront de la leçon qu'elle leur fait ; c'est pourquoi je transcris ici le mémoire de M. Séguin, tel qu'il a été lu à l'Institut, et tel qu'il a été inséré dans le Moniteur du 17 brumaire an 12, page 180.

EXTRAIT du Mémoire sur le principe fébrifuge du quinquina, par M. Séguin.

Le but que s'est proposé l'auteur en entreprenant ce travail, a été d'indiquer les moyens de reconnoître avec exactitude le véritable principe fébrifuge du quinquina ; de distinguer les espèces qui en contiennent d'avec celles qui n'en contiennent pas, d'en apprécier enfin la quotité et la qualité. Jusqu'alors l'habitude des yeux et de la vue étoient les seuls indices des qualités présumables du quinquina du commerce ; mais ces caractères n'ayant aucune donnée fixe, et ne pouvant, en aucune manière, servir pour le quinquina en poudre, n'indiquoient que très-imparfaitement la présence du principe fébrifuge.

Il importoit donc de substituer à ces moyens

____

tous ceux qui contredisent la pratique d'Hippocrate. (Voyez Dissert. sur l'abus des remèdes, par Robert. Chez Courcier, libraire à Paris. An xi.

presque illusoires d'autres moyens, non-seulement calculables, mais encore invariables. Les réactifs étoient les seuls qui pussent remplir ce but. M. Seguin a commencé, en conséquence, par isoler les propriétés respectives de toutes les autres substances médicinales, il a recherché l'action qu'elles exerçoient sur les autres substances chimiques. Ces recherches l'ont conduit à démêler dans les principes fébrifuges du quinquina des caractères très-tranchans qui le rangent dans une classe toute particulière ; voici ces caractères :

Il précipite la dissolution du tan, et ne précipite pas les dissolutions de la gélatine et de sulphate de fer. Quand le quinquina n'a pas tous ces caractères, c'est une preuve qu'il est mélangé ; auquel cas il ne contient pas de principe fébrifuge. L'auteur a soumis à ce genre d'analyse toutes les espèces de quinquina, prises chez les apothicaires et les droguistes de Paris et de Versailles, et il a constamment obtenu les mêmes résultats. Ces recherches ont malheureusement prouvé qu'il n'existoit plus dans le commerce qu'une quantité infiniment foible de bon quinquina non mélangé ; la grande majorité est, ou privée de principe fébrifuge, ou mélangée à une qualité très inférieure, quoique ne contenant pas de mélange (1).

Ces résultats sont d'autant plus importans à connoître, que les quinquinas n'agissent que par la plus ou moindre quantité de principes fébrifuges, et que les quinquinas qui ne contiennent pas de ce principe, de même que toutes les substances qu'on peut y ajouter, sont plus ou moins nuisibles à notre systême.

Les travaux de M. Seguin, sur le principe fébrifuge du quinquina, lui ayant prouvé que la plupart des quinquinas du commerce, étoient nuisibles ou inactifs, parce qu'ils étoient altérés, mélangés ou privés de ce principe fébrifuge ; il a cherché à obtenir un principe fébrifuge, toujours identique, plus efficace, plus assuré dans ses effets, plus assimilable à notre systême et peu dispendieux, tel enfin qu'on n'eût aucun intérêt à le falsifier.

---

(1) Cette foiblesse du quinquina actuel provient de la source même qui le produit; le quinquina que les Jésuites découvrirent au Pérou, étoit sauvage; l'avidité des commerçans péruviens leur fit imaginer de le cultiver et de le multiplier; et c'est sans doute dans cette élaboration de ses sucs qu'il commença à perdre de sa première vertu fébrifuge. Mais aujourd'hui que nous apprenons par M. Seguin qu'il est falsifié, que doit-on penser de ses effets?

Pour arriver à ce but important, l'auteur a recherché quelle est la véritable cause des fièvres et leurs effets? quelle est la nature du principe fébrifuge du quinquina? et quelle est son action sur notre systême? Il a soumis à l'action des réactifs, qui sont indiqués par le principe fébrifuge du quinquina, toutes les substances chimiques et médicinales. Il s'est assuré si celles de ces substances qui pouvoient contenir du principe fébrifuge, ne contenoient pas aussi d'autres substances nuisibles à l'économie animale. Il a fallu enfin guérir la fièvre, et confirmer ainsi la théorie par des expériences multipliées. Telle est la marche que M. Seguin a suivie.

Le nouveau principe fébrifuge qu'il propose de substituer au quinquina, parce qu'il réunit tous les avantages de ce dernier, et qu'il n'en a aucun des inconvéniens, est la gélatine dans sa pureté, considérée sous tous les points de vue médicale, économique et politique. La gélatine présente, dans son application à la guérison des fièvres, de beaucoup plus grands avantages que le quinquina. Elle ne cause aucune irritation, procure un sommeil paisible, et une douce transpiration, tient le ventre libre, sans colique, ni maux de cœur, ni aucune saveur désagréable; rétablit les forces; elle est digérée par les estomacs les plus foibles qui rejetteroient le quinquina aussi-tôt qu'il leur seroit administré. Le quinquina au contraire irrite le système nerveux, altère le sommeil, a une saveur très-désagréable, procure souvent des obstructions, et est très-indigeste.

Quand à l'économie, il existe encore une grande différence entre le quinquina et la gélatine. La prise de ce dernier comparée à celle du quinquina est au plus de un à trente-deux Enfin la gélatine est indigène, tandis que le quinquina ne l'est point. Le commerce de cette dernière substance nous force à exporter une masse très-considérable de numéraire, que nous pourrons conserver en adoptant l'usage de la gélatine.

Il a joint à ce mémoire le narré de trente-sept cures qu'il a faites avec de la gélatine, en présence de médecins recommandables, et il a demandé la nomination de commissaires chargés de répéter ses expériences, et d'en faire un rapport. Les commissaires nommés sont MM. Portal, Desessart, Hallé, Fourcroi, Bertholet et Dégieu. Les expériences qu'ils ont entreprises se font à l'Ecole de médecine dans une salle exclusivement destinée à ces recherches. Déjà un assez grand nombre de malades a été guéri, et les commissaires doivent incessamment présenter un rapport sur ces guérisons (1).

Le Journal de Médecine de Paris nous donne ensuite la composition de la gélatine ; il m'a paru nécessaire de la publier ici. Prenez colle de Flandres cassée en petits morceaux, une livre, versez dessus trois livres d'eau bouillante, laissez gonfler la colle pendant vingt-quatre heures, mêlez ensuite le tout dans une bassine, sur un fourneau, jusqu'à ce que la masse liquéfiée bouille, clarifiez, puis ajoutez une livre de sucre, laissez sur le feu jusqu'à ce que la matière soit réduite à environ trois livres, retirez ensuite la bassine, et laissez refroidir.

La dose ordinaire de ce remède est d'une once, on en donne tous les jours trois doses, l'une le matin, l'autre vers le midi, et la troisième au soir. On a soin qu'après avoir pris ce remède, le malade soit deux heures sans manger, et sur-tout sans boire. Les jours de fièvre, entre les doses précédentes, on en donne trois autres de quart-d'heure en quart-d'heure pen-

---

(1) Le rapport a été présenté ; il constate les heureux effets de la gélatine ; et M. Seguin a été prié de continuer ses expériences.

dant le froid, et s'il est trop court, ou peu marqué, pendant la chaleur.

C'est avec peine que je me suis décidé à décrier l'abus du quinquina, mais j'ai aujourd'hui la satisfaction de voir que mes réclamations n'ont pas été infructueuses, puisqu'elles ont engagé un savant de l'Institut à me seconder et à faire plus que moi, puisque non-content d'adopter mon opinion sur cette production du nouveau monde, aujourd'hui affoiblie par sa culture, et même dénaturée par sa falsification, il a trouvé de quoi la remplacer à petits frais, ce qui n'est pas moins intéressant pour le public, que l'on ruine en dépenses superflues par l'abus que l'on fait du quinquina dans les quatre parties du globe, aux dépens de sa santé.

Un autre membre de l'Institut (M. Cabanis) à suivi l'exemple de M. Seguin. Entraîné par la vérité de mes réflexions et de mes observations sur l'abus du quinquina, il en a adopté la pratique, et l'a publiée dans son dernier ouvrage, intitulé : *Coup-d'Œil sur les Révolutions, et la Réforme de la médecine, imprimé à Paris, chez Crapelet, an XII;* dans lequel il dit, pag. 303 : « quand on observa, pour la première fois, que le quinquina guérissoit la fièvre intermittente ; cet effet , bien constaté sur un certain nombre d'individus , fut sans doute un trait de lumière ; et l'on eût des raisons de penser que la médecine venoit de faire une utile acquisition ».

« Mais dans chaque cas nouveau qui parois-soit en indiquer l'usage , un médecin prudent avoit à peser bien des circonstances qui pou-voient le contre-indiquer , ou dont l'influence pouvoit du moins modifier beaucoup son action , l'âge , le tempérament , les disposi-tions antérieures des malades , la saison de l'année , le caractère de la constitution ré-gnante rendoient plus incertains les motifs d'après lesquels on se déterminoit à donner ce remède , et l'espoir qu'on pouvoit établir sur sa puissante efficacité ».

« Il a fallu des observations et des exemples sans nombre pour reconnoître avec certi-tude *dans quelles circonstances il est cons-tamment utile, dans quelles autres circons-tances il peut être nuisible , quelles sont ses combinaisons avec d'autres remèdes, ou les modifications que son usage demande quelquefois ;* et quand toutes ces questions sont éclaircies , toutes ces difficultés résolues , l'emploi du quinquina dans chaque cas parti-culier doit être dirigé par un calcul savant et rapide ; ce calcul doit retracer à l'esprit tou, les résultats importans des observations e des essais antérieurs ; et de leur comparaisor avec toutes les circonstances que présente l'état du malade , tirer la juste indication du remède et la méthode de son application »

Il auroit pu ajouter , sans craindre de trop m'énorgueillir que cette méthode est celle que M. Pomme nous a enseignée dans son mémoire sur l'abus du quinquina. Telle est la réticence de M. Cabanis , qu a suivi en cela l'exemple de ses confrères ce qui n'empêche pas que je n'emprunte ici son autorité , comme étant d'un grand poids.

NEUVIEME OBSERVATION.

M. Labrousse, médecin à Aramon, ancien membre de l'Académie des Sciences de Mont-pellier, qui a déjà figuré dans mon traité des vapeurs, par des observations cliniques des plus intéressantes, veut bien encore me four-nir son contingent en faveur de mon opinion sur l'abus du quinquina. Il m'adresse en con-séquence des réflexions sages et éclairées qu'il a faites à ce sujet, dans une épidémie de fièvres qui a régné à Aramon en 1765 et en 1766 ; en voici le détail :

« Placé au milieu des marais qui nous entourent de toutes parts, et à côté d'un fleuve (le Rhône) qui déborde souvent depuis quelques années ; notre petite ville reçoit, par conséquent, les exhalaisons putrides qui s'élèvent du fond des eaux stagnantes. L'air en est infecté, je pourrois dire méphitisé, ce qui nous procure des fièvres putrides et intermittentes, et quelquefois cette espèce de fièvres que nous appelons *pernicieuses ;* expression que l'on ne devroit jamais employer, parce quelle inspire aux malades la crainte et la terreur ».

« A côté de cette réflexion qui se réalise souvent, je donnerai le résultat d'une épidémie qui a exercé ses fureurs pendant deux années entières et consécutives, et qui me donna à traiter quinze cents malades. Il ne sera pas inutile de dire ici que le Gouvernement devroit obliger les communes voisines à dessécher leurs marais, en venant au secours de celles qui sont hors d'état de le faire, ce qui augmenteroit la population, les subsistances et les contributions ; soit dit en passant ».

« Mais il ne s'agit ici que des vues médicales à donner au public, pour le soustraire à la fureur d'un traitement meurtrier que je vois employer sous mes yeux par les chirurgiens

et les apothicaires. Quel est donc ce traitement ? Le voici : On débute par un émétique, on purge le lendemain ; on livre ensuite
le malade au quinquina, et toujours au quinquina. Ce fébrifuge suspend la fièvre, la guérit rarement, et l'abus qu'on en fait jette le
malade, non guéri, dans la cachexie, l'hydropisie et la mort. Telles sont les suites funestes de cette manière de traiter les fièvres
à Aramon et dans le voisinage, de sorte que
l'on peut dire que l'abus que l'on fait de ce
spécifique précieux le change en vrai poison ».

« Il est donc essentiel de s'opposer de toutes
nos forces à ce brigandage médical, en le dé-
criant, pour prévenir les humains sur un article aussi intéressant pour la santé ; c'est
dans cette vue que j'exposerai ici une méthode plus sage, celle qui m'a réussi dans
l'épidémie en question ».

« Une fois que la fièvre est reconnue pour
quotidienne, tierce, double tierce ou quarte,
j'ordonne une saignée, si nous sommes dans
le printemps et si le sujet est pléthorique;
je donne le lendemain un émétique en lavage, et le surlendemain un purgatif, soutenu
d'une tisanne rafraîchissante comme l'eau de
poulet, l'eau de veau, etc. Je laisse après
cela la fièvre à elle-même jusqu'au septième
accès,

accès, et même plus loin, après quoi je viens
au quinquina que je rends purgatif; ce qui
ordinairement amène la guérison , pourvu
toutefois que cette guérison se propage jusqu'au vingt-cinquième jour , sans quoi le malade retombe infailliblement avant ce terme ,
dans lequel cas il ne s'agit plus de revenir au
quinquina , mais aux délayans apéritifs et aux
bains tièdes. Les personnes nerveuses ne guérissent pas autrement , les êtres passionnés ,
de même que les tempéramens secs et irritables , et ceux qui souffrent particulièrement
de la tête ».

« Cette pratique est autorisée non-seulement
par M. Pomme , qui la publie aujourd'hui ,
après l'avoir désignée depuis long-temps
dans ses Œuvres; mais encore par nombre
d'auteurs les plus recommandables de l'antiquité. Alexandre de Tralles, nous dit : *aquae
enim dulcis calidæ balneum tollit lassitudinem, pectoris et dorsi dolores mulcet ,
articulos emollit , capitis gravitatem ex
biliosis humoribus profectam amovet , me-
lancholicos et febricitantes juvat, plenitu-
dinem imminuit , flatus discutit,* etc. ».

« Hippocrate avoit déjà fait l'éloge des bains
tièdes dans les fièvres. « Si la fièvre ne pro-
« vient, nous dit-il, ni de la bile, ni du phlegme,

« mais de la lassitude ou de quelque autre
« cause, il faut arroser la tête et le corps avec
« de l'eau chaude ». Le grand commentateur
de ce père de la médecine, ordonne les bains
tièdes dans la fièvre éphémère, et dans le
déclin des autres, lorsqu'elles reconnoissent
des causes chaudes, et que les malades sont
d'un tempérament chaud et sec. Il cite plusieurs exemples de cures opérées par les
bains, et par la diète raffraîchissante ».

« Alexandre dit encore que le bain étoit si
accrédité de son temps que les malades fébricitans y alloient d'eux-mêmes, sans consulter les médecins. *Qui ob lassitudinem
febricitarunt, plerumque medicos non expectant; sed statim ubi febrim senserint
ad balneum proficiscuntur tanquam a natura edocti.* Il dit la même chose, si la fièvre
est causée par les veilles et le chagrin ».

 - « Galien ne connoissoit pas de plus grand
remède dans la fièvre étique que le bain;
il le vante aussi beaucoup dans la fièvre tierce.
Je pourrois augmenter le nombre de ces ci-
tations; mais tout cela ne feroit rien contre
le préjugé qui prône le quinquina, et qui
rejette le bain dans les fièvres intermittentes. Et comment le bain pourroit-il être nuisible, sur-tout à ceux qui ont déjà pris des doses

énormes de quinquina ? puisque l'accès de fièvre est regardé par tous les médecins instruits, comme une maladie nerveuse, dont la cause la plus commune réside dans le dérangement de la transpiration insensible; et pour rétablir le couloir de la peau, connoît-on un remède plus efficace? J'observe en faveur de mon opinion, que la plupart des fiévreux éprouvent des accès plus violens après une purgation, attendu que le purgatif réveille le spasme et la sensibilité de la fibre nerveuse ».

« On voit, parce que j'ai dit ci-dessus, que la cause occasionnelle des accès de fièvre réside réellement dans le couloir de la peau. La crispation du réseau réticulaire, et le reserrement des pores cutanés l'enfantent; d'où il faut nécessairement conclure que le bain tiède est capable de la détruire, et à son défaut ce sera l'eau de poulet ou de veau, qui agissant comme un bain intérieur opérera le même effet ».

« J'observe encore, en faveur de cette crispation du réseau réticulaire de la peau, que les fiévreux qui passent l'eau sur une rivière et qui s'exposent à l'influence d'un air froid et humide, comme ceux qui se lavent les mains à l'eau froide, essuyent des rechûtes;

ce qui est connu de tout le monde. On pourroit compter au nombre de ces causes les excès des jeunes gens, tout ce qui rappelle les spasmes et les contractions nerveuses. Or dans ces sortes de cas y a-t-il d'autres remèdes à employer que le bain »?

« J'assure, sans autre prétention que celle de me rendre utile aux humains, que j'ai guéri plus de fièvres par le bain que par le quinquina, dans les années 1765 et 1766. Et en effet, sur quinze cents malades que j'ai traités à cette époque mémorable, j'en ai perdu cent sur une population de deux mille cinq cent ames ; ceux qui périrent furent des vieillards, des enfans et des femmes enceintes, trois sortes d'individus difficiles à conduire ; et s'il eut fallu proposer le bain à ces derniers, je n'aurois pas réussi à les persuader. Voilà ce que ma vieille pratique m'a appris, à laquelle ma théorie s'adapte parfaitement (1) ».

____

(1) Si M. Labrousse paroissoit exagéré dans l'emploi des bains aux ennemis de la pratique que je préconise, je leur dirois, d'après Galien, qu'Antiochus, médecin, se baignoit souvent, et qu'il a vécu jusqu'à 90 ans. Téléphus, grammairien, a vécu 100 ans ; il se baignoit deux fois par mois en hiver, quatre fois en été, et trois fois dans les autres saisons. Primogène, philosophe péripatéticien, avoit la fièvre

« Je sais d'ailleurs que toutes les sciences
systématiques, et sur-tout la médecine d'aujourd'hui, depuis qu'elle est sortie de sa première simplicité, sont exposées aux opinions
divergentes ; mais si le public exigeoit des
preuves en faveur des miennes, les voilà ; je
les donne avec serment que j'ai dit la vérité ».

---

le jour où il ne s'étoit pas baigné. (Voyez Galien,
liv. iv.) On trouve dans Baglivi la raison de ce merveilleux effet des bains, quand il nous dit, dans sa
dissertation : *De morbis solidorum, pag.* 415; *ex
his deduci poterit remedia ad vitam longam,
et revera esse, et talia debere, quod in humano
corpore elaterem cum rotis, et rotas cum elatere,
mollia, laxa, et flexibilia conservare valent.*

DIXIEME OBSERVATION.

Sur un genre d'anomalie propre aux fièvres intermittentes graves, par M. Baumes, ci-devant Professeur de Médecine en l'Université de Montpellier, aujourd'hui Professeur de Pathologie, Météorologie et Nosologie, à l'Ecole de médecine de Montpellier, secrétaire perpétuel de l'Institut de Santé et de la salubrité du Gard, membre des Sociétés de Médecine de Paris, Bordeaux, Marseille, du Lycée du Gard et de Vaucluse, de la Société des Sciences de Montpellier, etc. etc. etc.

Telle est la longue série de titres fastueux d'un professeur qui, en censurant ma doctrine sur l'abus du quinquina, m'a traité avec la dernière indécence. Il est fâcheux pour ce médecin journaliste, qu'en répondant à sa critique, il me fournisse l'occasion de lui prouver, par ses propres écrits (1), qu'il ne fût jamais un vrai médecin, et qu'il ne le sera jamais.

---

(1) On a déjà dit d'un certain auteur, que ses ou-

Pour le prouver, il suffit de citer l'observation suivante, copiée mot à mot, d'après son journal de floréal an XI, pag. 210. « Un citoyen, après avoir langui quelques jours, sentit son appétit tomber assez rapidement, et ses forces décroître. Un mal de tête obscur se joignit à ces premiers symptômes, nous étions au mois d'octobre, ce citoyen négligea les avant-coureurs de la maladie dont il étoit menacé. Enfin, après un léger dîner, il fût pris d'un frisson qui dura deux heures, auquel succéda une chaleur qui étoit à peine terminée après quarante-huit heures. Pendant le cours d'un si long paroxisme, le malade éprouva des symptômes dont quelques-uns furent graves. Il se sentoit anéantir; le froid étoit par intervalle douloureux, *ostéocope*. Il vomit son dîner avec des matières mélangées de bile et d'humeurs *gastriques*; la tête faisoit grand mal; il y eut des anxiétés *précordiales*, qu'une déjection alvine parut terminer ».

« La chaleur fut plus violente, la tête parut s'embarrasser; la moiteur sembla vouloir s'établir à diverses reprises. Le malade parois-

---

vrages ressembloient à l'apocalypse, parce qu'ils étoient inintelligibles ; on peut en dire autant de ceux de M. Baumes.

soit agité, sa physionomie étoit altérée ; la boisson excita trois fois des *vomiturations*, et il y eût un météorisme *gastrique* prononcé, des bouffées d'une chaleur très-*intense* venoient établir une certaine irrégularité dans le chaud fébrile même, qu'accompagnoit la soif, qui cependant n'avoit rien de proportionné avec l'ardeur, l'inquiétude, une respiration grande et pénible (1), et un affaissement, qui sans être considérable ne laissoit point que de *trancher* avec le peu de temps qui s'étoit écoulé depuis la lésion des fonctions ».

« Ce ne fut qu'après un intervalle de deux fois vingt-quatre heures que la fièvre tomba avec la chaleur. Le malade ne sua point, mais sa peau parut devenir naturelle. Il dormit deux heures, et sans être bien reposé par le sommeil, il fut assez tranquille. Le troisième jour l'émétique avoit été prescrit, mais la bouche n'avoit rien de mauvais, et dans l'espoir que le repos rétabliroit complettement ses forces, ce remède fut différé ».

---

(1) Il est bien à craindre que le lecteur, à la vue d'un tel récit, ne souffre lui-même dans sa respiration ; c'est pourtant un professeur de l'école de Montpellier qui parle.

« Le quatrième jour le calme fût plus sensible ; on pouvoit naturellement inférer de l'état dans lequel se trouvoit le malade , qu'il avoit été travaillé d'une fièvre éphémère forte (je commence à douter si M. Baumes connoît la fièvre), et qu'il n'avoit point à craindre son retour. Les cinquième et sixième jours furent calmes ; mais le septième , à la même heure , où la fièvre avoit pris six jours auparavant, il y eut de nouveau un frisson violent qui dura cinq heures ; la chaleur continua pendant quarante heures , et le malade succomba à ce retour fébrile , après de vives angoisses et un assoupissement qui ne céda à aucun remède de l'art (ce qui n'étonna pas peu M. Baumes , puisqu'il croyoit que son malade n'étoit pas en danger) ».

Je reviens sur cette triste observation aussi lugubre que mal décrite , et en prenant M. Baumes par ses propres paroles : « le » troisième jour , nous dit-il , l'émétique étoit » préparé ; mais la bouche n'avoit rien de » mauvais, et ce remède fut différé ». Je ne serois pas étonné qu'un jeune élève eût commis cette faute ; mais que dois-je penser d'un professeur qui la commet , et qui ne rougit pas de l'avoir commise puisqu'il la publie. Où est donc cet aphorisme de notre premier maître qui dit : *principiis obsta*, *sero medi-cina paratur*, *etc.* Où est donc cette pratique universellement reconnue, que dans les fiè-vres putrides, intermittentes ou remittentes et pernicieuses, il faut se hâter d'évacuer l'estomac et les premières voies, là où gît le foyer fébrile ? Où est donc cet œil vigilant du médecin praticien, qui ne laisse jamais échapper le moment d'évacuer dans toutes ces sortes de fièvres, à moins qu'il n'y eût quelque contre-indication ? C'est ce dont M. Baumes ne nous dit rien dans son récit.

Cet œil vigilant n'est pas celui de notre professeur, sans doute, puisque non-seule-ment il n'a rien fait le troisième jour, et que dans le quatrième, cinquième, sixième et septième il resta dans la même inaction, qui est celle d'un médecin stupéfait, et beau-coup trop expectant; c'est ce qu'on appelle méditer sur la mort. Aussi vit-il arriver avec le même sang froid au septième jour un fris-son violent qui dura cinq heures, et qui an-nonçoit la surcharge des matières putrides que l'on n'avoit pas eu le soin d'évacuer, au-quel succéda une fièvre très-violente, que notre médecin appelle un *mouvement fébrile*, qui emporta son malade.

Nous pouvons donc dire ici sans partialité

et sans exagération : *et in fine confusio.* S'il falloit disséquer plus scrupuleusement la conduite de notre professeur, je le ferois rougir plus d'une fois, mais avançons, et entendons avec la même patience le second récit qu'il nous fait à la suite de celui-ci, et nous rougirons nous-mêmes pour la faculté de Montpellier, d'avoir dans son sein un médecin si peu digne d'occuper une place aussi distinguée, ce que l'observation suivante, tirée du même numéro, va confirmer.

« Mademoisélle B**., âgée de 18 ans, douée des biens de la fortune, et née d'une famille honnête, assista à un bal qui se donna dans un village voisin; elle se livra au plaisir de la danse, et le lendemain elle eût un accès de fièvre *bénin*, dans lequel on ne fût frappé que d'un état tant soit peu pénible de la respiration. Le deuxième jour fût bon. Il y eut une reprise le troisième jour, on vint à la ville le quatrième, et je vis la malade le cinquième jour, au commencement du troisième paroxisme ».

« La malade étoit un peu oppressée, et ce symptôme étoit le seul remarquable (*ce qui en effet est bon à remarquer*) Mlle. de Bouillargue n'étoit pas de grande taille; elle avoit les chairs fermes et assez d'embonpoint. Ses règles couloient en quantité très-moyenne pendant les tributs lunaires (*ce qui est encore à remarquer*). Ces considérations me portèrent à ordonner une saignée au bras pour le période de la chaleur. Cette saignée ne fut pas faite. Le sixième jour une potion émétique fut administrée ; un vomissement aisé produisit peu de matières bilieuses, quelques mucosités et de l'eau ; il y eut une selle ; l'effet du remède ne fut pas conséquemment très-saillant ».

« La malade n'avoit que des symptômes très-ordinaires, dans les trois périodes du froid, du chaud et de moiteur. La dispnée qui les accompagnoit étoit modérée ; mais ce symptôme étoit dominant (*ce qui est toujours à remarquer*). La saignée proposée pour la seconde fois, par les raisons qui ont été présentées et combattues par la crainte de la bile, (*quelle ineptie !*) fut encore différée. Le huitième jour fut calme, à un peu de foiblesse près, *justifiée* par sept jours de maladie et par la diète. On ne plaça aucun remède *conséquent* dans l'accès qui survint le neuvième jour, et qui étoit le cinquième (*la respiration fut plus pénible ; on remarquera toujours*) ; la malade avoit une peine profonde à respirer, tandis que la modération des autres symptômes déposoit en faveur *de la bénignité apparente du mal.* Cependant la crainte d'une fluxion de poitrine fit vaincre la répugnance qu'on avoit pour la saignée ; elle fut faite , *(mais trop tard, M. Baumes)* ; elle ne donna pas un sang dont les apparences fussent naturelles ; elle ne soulagea pas d'une manière évidente ».

« Une médecine fut ordonnée pour le lendemain matin , c'étoit le dixième de la maladie. L'émétique administré , le dixième n'avoit pas opéré des évacuations *conséquentes.* Il y avoit dans chaque redoublement un symptôme dominant , quoique *bénin* , c'étoit la suffocation , (symptôme qu'il appelle bénin , qui cependant a tué la malade). Le quinquina , à la dose d'une once , en quatre parties égales , fut ordonné pour en faire usage après l'opération du purgatif. L'administration de ce médicament ainsi convenue , je me permis une absence de vingt-quatre heures , que des affaires importantes nécessitoient , et que permettoit la rémission , et presque l'*apyrexie* de la fièvre. (On voit par ces dernières paroles que le médecin , qui ne connoissoit pas le danger où étoit sa malade , rassura la famille avant son départ) ».

« Le onzième jour étoit paroxistique ; l'accès

debuta à l'ordinaire à midi ; mais la difficulté de respirer, ou la dispnée intermittente, (*ce qui n'est pas vrai, puisque par le récit on voit que la difficulté de respirer n'avoit jamais cessée*), fut réellement suffocative, et accompagnée de la suppression des battemens du poulx, d'un froid marqué, de la décomposition de la physionomie, autrement la malade jouissoit de tous ses sens ; elle ne demandoit que de *pouvoir respirer à son aise* ».

« Pendant huit heures, l'alarme que donna ce redoublement, qui étoit le sixième, fut complète ; mais les frictions chaudes, soutenues par le vin, l'eau-de-vie, les potions alcoolisées, les stimulans, les sinapismes, les vésicatoires concurremment administrés, réveillèrent les battemens de l'artère ; la chaleur fut très-peu développée, et une moiteur froide termina l'accès. L'aspect de la face s'améliora sans être pleinement naturel ».

« La médecine, donnée le jour précédent, avoit produit de l'effet. Quelques selles faciles avoient amené une matière de bonne qualité ; et soit l'évacuation dont on attendoit les plus heureux succès, soit la répugance d'une jeune personne, *que* l'on ne cherchoit que trop à complaire, firent que le quinquina prescrit ne fut pris que très-incomplétement; il n'en fut réellement administré que deux onces; mais le danger du dernier paroxisme ôta toute difficulté par la nécessité de placer ce fébrifuge à la plus haute dose. *Il fut fait une décoction de trois onces de cette substance pour quatre verres, dans chacun desquels on mit trois gros de quinquina en poudre;* mais comme la malade ne pouvoit pas digérer tant de quinquina, on avoit soin de donner sur chaque dose une quantité de bon vin d'Espagne, dont la malade se trouvât très-bien ».

« Depuis midi du treizième jour, jusqu'à cinq heures du soir, c'est-à-dire, pendant cinq heures, la malade tranquille, sans redoublement, offroit l'espoir d'une guérison d'autant plus sûre, qu'elle avoit pris pendant la remission, *cinq onces de bon quinquina.* Cet accès, le septième de la maladie, débuta cependant après cinq heures; et dans une demi-heure, le poulx fut éclipsé, la suffocation augmenta, le visage devint hippocratique, et la malade qui se plaignoit d'avoir le poumon dans une cage de fer, expira quatre heures après, en demandant tranquillement qu'on la fit respirer; (*c'est-à-dire qu'elle mourut étranglée par le spasme du diaphragme et de la matrice, et que M. Baumes fut son bourreau par ignorance) ».*

Que vois-je dans ce récit publié par M. Baumes, sans doute pour excuser sa sottise auprès des parens de cette aimable demoiselle, qui la pleurent encore. Que vois-je, dis-je ? l'impéritie la plus manifeste ; puisqu'après avoir avoué que les règles couloient très-peu, il ne sait pas en tirer l'indication la plus naturelle en faveur de l'état spasmodique de la matrice, qui, s'opposant à cet écoulement salutaire, procuroit la suffocation ou la *dispnée* hystérique, dont parle M. Baumes dans son récit; et alors il auroit insisté sur la saignée qu'il auroit faite au pied et non au bras; il auroit donné ensuite de l'eau de poulet en abondance, pour la préparer à un émétique, avant de recourir au fébrifuge, et il n'auroit pas donné infructueusement cinq onces de quinquina, soutenu par le vin d'Espagne; et cette jeune patiente, victime de l'ignorance de son médecin, n'auroit pas succombé.

Ah! M. Baumes, vous êtes professeur de nosologie dans l'école de Montpellier, etc. (1); tenez-vous en là; ne vous occupez donc que

______

(1) L'énumération de tous ses titres est trop puérile pour les rappeler ici une seconde fois.

de

de la nomenclature de toutes les maladies auxquelles l'homme est sujet; copiez, croyez moi, mot à mot M. de Sauvages, car vous ne ferez jamais mieux que lui, et ne vous mêlez jamais de traiter des fièvres continues, putrides, intermittentes et pernicieuses, puisque vous n'y entendez rien, ainsi que vous venez de le prouver par vos deux observations, sans pouvoir vous excuser.

J'ajouterai avec peine que votre Journal se ressent de votre doctrine ; et en effet, qu'on le lise, qu'on le relise tous les mois, on n'y trouvera que des détails de l'espèce de ceux-ci ; on s'y convaincra que vous critiquez ce que vous n'entendez pas. Ce sont de lugubres descriptions soutenues par une théorie fausse, adaptée au temps et aux circonstances, avec laquelle vous faites, vous seul dans votre école, de très-mauvais médecins.

Je dirai encore que pour cacher votre marche incertaine, et passer pour savant aux yeux de vos élèves, vous employez des termes tous plus barbares, qui ne sont entendus que de vous, et non du public. En voici quelques-uns pris au hazard dans vos observations et dans vos thèses : *Froid ostéocope, anxiétés précordiales, vomiturations, météorisme gastrique, jours pa-*

*roxistiques , entité , dispnée , apyrexie ,
aménorrhée , squirosarque ,* etc. etc.

Je viens de lire dans votre Journal une
certaine note aussi téméraire qu'orgueil-
leuse, relative aux ouvrages annoncés pour
avoir été traduits en langues étrangères.
S'il vous prenoit la fantaisie de ne pas croire
aux différentes traductions de mes œuvres,
pour vous mettre à même d'en vérifier l'existence et vous épargner des recherches, en
voici les titres pris sur les exemplaires que
j'en possède dans les trois langues suivantes,
savoir :

En Italien : *Saggio sopra le affezioni va-
porese , opera del signore* Pomme , *figlio.
In Napoli ,* 1765 *, presso giuseppo Rai-
mondi.*

En Espagnol : *Nuevo metodo para curar
flatos , ipocondria , vapores , del segnor* Pomme , *traducido por al doct. Alsinet. Madrid ,
1766.*

En Anglais : *A treatise on hysterical and
hypocondriacal , etc. of the doctor* Pomme,
*with a preface , by John Berkenout , med.
Lond. printed for P. Esmly in the Strand,
1777.*

ONZIEME OBSERVATION

Sur une fièvre putride nerveuse, suivie d'un melana, par M. Menard, secrétaire de la société de médecine de Montpellier, insérée dans le Journal de floréal an XI, pag. 24.

« Appelé auprès d'une femme, âgée de vingt-deux ans, nous dit M. Menard, je n'apperçois d'abord que les signes d'une fièvre gastrique ordinaire. Mais cette femme avoit montré, dans son enfance, des signes d'un vice scorbutique. Elle avoit éprouvé en outre les chagrins d'un amour malheureux; elle ne présentoit à son nourrisson que des mamelles presque taries par la douleur et la misère; c'est dans cette état que cette femme est attaquée d'une fièvre putride nerveuse, laquelle fut suivie d'un *melana* ».

C'est le *morbus Niger Frederici Hoffmani, melana nosos Hippocratis, cholerica moronii, Guarrinioni, fluxus splenicus Gordonii, nigræ dejectiones Schenkii, dissenteria splenica ballonii,* maladie noire enfin de *Vandermonde; ea est quæ melancholicis accidit post febres putridas,* nous dit

M. de Sauvages dans sa Nosologie, tom. V, p. 96. Telles sont les qualifications que j'ajoute à la description trop succincte de M. Menard, au profit du lecteur, sans prétendre critiquer ce médecin estimable; mais au contraire pour le louer, en reconnoissant qu'il a traité cette maladie avec méthode et avec le plus grand discernement. Aussi a-t-il eu la satisfaction de sauver sa malade du danger imminent auquel elle étoit exposée.

Je dirai ensuite que cette maladie étoit nerveuse sous un double rapport, c'est-à-dire, par les symptômes qui l'ont caractérisée, tels que le tremblement convulsif de tous les membres, les soubresauts dans les tendons, la châleur âcre et brulante, etc. (Voyez le Journal cité); et par l'état de tristesse et de mélancolie, dans lequel cette jeune femme étoit plongée, ce qui donna lieu à cette collection de matière atrabilaire, qui caractérise cette espèce de fièvre putride; et ce qui a produit ces variations capricieuses, dont parle M. Ménard; variations qui le forcèrent à changer de méthode, c'est-à-dire, qu'après avoir employé les évacuans sous toutes les formes, le camphre et le quinquina, il fut obligé de recourir à l'eau froide, aux tisanes rafraîchissantes, acidulées, et aux fomentations d'eau froide. Cependant il eut encore mieux fait d'y ajouter de la glace en substance, concassée et avalée par petits morceaux, pour éteindre l'extrême raréfaction qui dominoit alors, d'après l'effet des remèdes incendiaires qui avoient précédé, ce qui auroit accéléré la guérison.

On voit par le récit de M. Menard que ce sont là les remèdes qui, employés après les évacuans, ont triomphé de la maladie et de la mort. Je dirai ensuite que cette méthode curative m'appartient; ce que M. Menard ne pouvoit pas ignorer, et cependant il a eu soin de ne pas me citer, à la suite d'autres auteurs qu'il cite dans son récit, dans la crainte sans doute de déplaire à M. Baumes son maître, ou son adjoint à la fabrication du Journal de Médecine de Montpellier; mais en mettant de côté cette petite réticence, dont je ne suis pas affecté; je n'en dirai pas moins que M. Menard s'est conduit dans cette circonstance, en praticien éclairé, et d'après l'aphorisme d'Hippocrate qui dit : *à juvantibus et lædentibus sumuntur indicationes curativæ;* qu'il s'est conduit, dis-je, en médecin de l'ancienne école de Montpellier, à laquelle j'ai l'honneur d'appartenir.

Il auroit dû s'en tenir là; mais pour faire sa cour à son maître, il a cité très-gratuite- ment des observations que celui-ci avoit pré- sentées à la société de médecine; observa- tions qui ne coïncident nullement avec celle de M. Menard (1). C'est de cette manière que ces messieurs, intéressés à remplir leur feuille hebdomadaire, et à se louer récipro- quement, se prêtent mutuellement la main; ils se frottent, ils se grattent, ce qui s'entend parfaitement.

Je demande à présent aux personnes im- partiales si c'est de cette manière que l'on doit travailler aux progrès de notre art; et si la réticence de M. Menard sur l'emploi

____

(1) J'ai lu les observations auxquelles M. Menard a renvoyé le lecteur; et j'y ai trouvé une mort; car M. Baumes s'est familiarisé depuis long-temps avec elle. Quant à la description de la maladie citée, c'est une affection scorbutique bien prononcée, et non une maladie atrabilaire, comme étoit celle citée par M. Menard; ce ne sont d'ailleurs que des mots et des paroles; *sunt verba et voces prætereaque nihil*. J'ajoute que l'exposé est accompagné de mots tous plus barbares; car ces messieurs ont aujourd'hui un idiôme à eux propre, pour qu'on ne les entende pas; peut-être aussi ont-ils la double doctrine, une pour eux, et une pour leurs malades.

des fomentations froides, appliquées sur le ventre météorisé, n'est pas d'une partialité révoltante ? Et si cette réticence placée à côté de l'observation de M. Baumes, citée dans le même Journal, ne met pas en évidence le bout de l'oreille ?

Vous me permettrez donc de vous dire, MM. les Journalistes, qu'il vous en coûte beaucoup pour vous décider en faveur de ma doctrine ; et pour cause (1). Mais je vous prédis que les malades eux-mêmes vous forceront la main, si cela n'est pas déjà fait. Vous attendez peut-être que je ne sois plus; mais deviendrez vous meilleurs après ma mort; ne ferez-vous pas pis encore? Vos démarches journalières, tout ce que vous dites contre moi et contre ma doctrine, vous plàcent au rang de ces enfans ingrats et dénaturés, maudits de Dieu et de la nature, puisque vous refusez de rendre hommage, de mon vivant, à des préceptes salutaires, justifiés par l'expérience la plus longue et la plus heureuse.

______

(1) M. Berthe et M. Dumas, professeurs distingués de l'Ecole de Montpellier, se conduisent bien différemment; ils parlent souvent de ma théorie et de ma pratique dans leurs leçons, et en me rendant justice, ils excitent ma reconnoissance.

Je vous ai appris la vraie médecine, c'est celle d'Hippocrate dépouillée de tout système ambigu et hypothétique, de laquelle vous vous éloignez toujours de plus en plus; et au lieu de m'en témoigner de la reconnoissance, vous me calomniez dans vos écrits, pour ne pas vous prêter à la réforme que je sollicite depuis si long-temps. Cette réforme est pourtant nécessaire, pour ne pas dire indispensable, puisque sans elle vous ne guérirez jamais (1); il y a plus, elle est inévitable; les malades eux-mêmes la feront, si vous ne la faites pas.

Je vous offre enfin la clef du dédale dans lequel vous vous être égarés volontairement; il ne tient qu'à vous de vous en servir. Il ne s'agit pour cela que de reconnoître avec moi l'état nerveux que je proclame depuis si long-temps. Sachez qu'il se mêle à tout, et presque par-tout. Sachez aussi que cet état nerveux n'est autre chose que la tension de la fibre et cette extrême sensibilité qui en dérive; que c'est lui qui fournit une double

____

(1) La réforme que nous annonce M. Cabanis dans son *Coup-d'œil sur les révolutions de la Médecine*, est tout-à-fait étrangère à celle-ci, c'est-à-dire, à la *Médecine clinique.*

cause dans les maladies chroniques , et le plus souvent encore une complication redoutable dans les maladies aiguës , comme M. Menard l'a éprouvé dans la malade qu'il a citée ; et alors vous aurez trouvé le fil du dédale dans lequel la trop grande science vous a égaré.

Vous serez sobres dans vos remèdes , vous vous livrerez , avec moins de répugnance , aux plus simples et au plus doux. Vous guérirez enfin , et vous serez béni des humains. C'est alors qu'ayant goûté cette douce consolation , la seule qui puisse nous récompenser de nos peines , vous pourrez vous glorifier d'être médecins. On lira sur vos fronts : *il lutte contre la mort , il lui arrache sa proie ;* on dira enfin de vous ce que la reconnoissance a dit de moi : *aliis vitam , immortalitatem sibi.*

DOUZIEME OBSERVATION.

Je n'aurois pas rempli ma tâche si je me bornois aux observations qui plaident contre le quinquina. Il me reste encore à citer des exemples en sa faveur ; ce sont ceux où le quinquina est toujours nécessaire , là où il agit en vrai spécifique ; car j'ai dit dans mon opuscule qu'il triomphoit dans les fièvres d'accès simples, quand on le plaçoit à propos, et dans les fièvres putrides, ainsi que dans les fièvres malignes, que l'on appelle vulgairement *pernicieuses*. Ce sont donc maintenant des observations de cette espèce que j'ai à fournir ; je n'en citerai que deux pour ne pas être prolixe ; les voici :

M. Nalis, curé de la paroisse de la Major à Arles, âgé de 45 ans, exposé par son ministère aux influences de l'atmosphère épidémique de l'an X, en est gravement affecté. C'est une fièvre maligne qui se déclare ; cette espèce de fièvre étoit caractérisée chez lui par l'assoupissement, la surdité, le délire obscur, les soubresauts dans les tendons, la langue sèche, noire et chargée, la prostration des forces, etc. M. Bret, son médecin, trop éclairé pour s'y méprendre, reconnoît cette fièvre telle que je viens de la décrire. Il donne d'abord un émétique, et après l'action de ce remède qui ne fit pas un grand effet, il m'appelle au conseil.

Notre avis fut unanime ; et il devoit l'être. Nous eûmes recours aux vésicatoires pour relever le ton des solides engourdis et relâchés. Nous passâmes de là aux aposèmes de quinquina associé aux purgatifs ; on donna par cuillerée une portion alexitère; on purgea trois fois par intervalles réglés. Il fallut néanmoins revenir une seconde fois aux vésicatoires, que nous plaçâmes sur les cuisses, et à un second émétique. Dans un moment où nous crûmes tout perdu, nous employâmes enfin le camphre, dans la potion alexitère, et nous eûmes la satisfaction de réussir. Ce fut le vingt-unième jour de la maladie que M. Nalis fut sauvé, à la grande satisfaction de ses paroissiens, qui craignoient avec raison de perdre un pasteur d'un grand mérite et difficile à remplacer pour cette paroisse.

Mademoiselle Delatour, âgée de 55 ans, d'un tempérament bilieux et sanguin, éprouvoit depuis deux ans certaines éruptions cutanées. Elle avoit des clous qui annonçoient l'alliage d'une matière étrangère; elle les pensoit avec un onguent qu'elle fait elle-même pour les pauvres; et elle ne faisoit aucun cas de cette incommodité. Instruit par ses amis de ce que j'aurois dû savoir plutôt, je voulus la soumettre à l'ouverture d'un cautère; mais elle s'y refusa. Forcée enfin d'obéir à mes sollicitations et à celles de ses amis, au nombre desquels elle m'a permis depuis long-temps de me compter; elle sçut vaincre sa résistance , et le cautère fut ouvert sur un bras. Mais à peine cette opération fut faite , qu'une fièvre putride d'un mauvais caractère se manifesta , et me fit craindre pour les jours de cette respectable demoiselle. Les symptômes n'étoient pas équivoques , c'étoit une fièvre violente , avec des redoublemens marqués , la langue étoit noire , sèche et chargée , avec de l'assoupissement, etc.

Mademoiselle Delatour fut émétisée le lendemain de l'invasion de la maladie ; ce remède opéra avec le plus grand succès. Il procura des évacuations abondantes d'une bile porracée , tant par le haut que par le bas ; et le troisième jour un érésipèle phlegmoneux se manifesta sur le bras cautérisé ; des vessies parurent bientôt , l'épiderme se détacha tout entier , ce qui annonçoit un caractère de malignité peu commun.

Je ne doutai plus alors que la matière qui avoit fourni les clous ne fut atrabilaire , et je conclus que le sang en étoit inondé. L'évacuation procurée par l'émétique la montroit à mes yeux. Il fallut donc l'évacuer promptement par les voies inférieures. La malade fût purgée deux fois par intervalles réglés. Elle prit chaque jour un apoxême purgatif, associé au quinquina. Les évacuations furent toujours plus abondantes, tandis que l'érésipèle parcouroit la tête, le visage, la poitrine ; et par ces secours administrés avec précision, la maladie fut terminée le dix-septième jour.

J'ai publié, dans les différentes éditions de mes œuvres, quelques observations de cette espèce, pour apprendre à mes détracteurs de mauvaise foi que je connois et que je sais employer, selon les circonstances, d'autres remèdes que l'eau de poulet et les bains. Ces observations prouvent évidemment qu'avant d'avoir conçu ma théorie sur les maux de nerfs, j'avois été imbu, comme tant d'autres, des idées médicales et pharmaceutiques, que mes maîtres m'avoient enseignées à Montpellier. Je croyois fermement à cette turgescence, dont M. Fizes parloit souvent (*materia turget*), et à cette saburre (*saburra*), dont on ne parle plus aujourd'hui qu'avec dégoût (1) ; et j'avois commis de très-grandes fautes, tant dans les

---

(1) J'ai vu cependant un étudiant en médecine attaqué d'une fièvre maligne, traité par M. Fizes qui le guérit avec une tisane émétisée pour boisson ordinaire.

hôpitaux qu'ailleurs, où je trouvois des nerfs irritables et trop sensibles ; ce dont les médecins ne faisoient alors aucun cas.

Disons mieux, j'ordonnois, à l'exemple de mes maîtres, des saignées et des purgations dans les cas où j'aurois dû les proscrire ; et en effet, si on ouvre le recueil des consultations des médecins de Montpellier de ce temps - là, publié en quatre volumes, on y verra une monotonie fastidieuse de remèdes pharmaceutiques, à laquelle on a donné depuis long - temps, le nom satyrique de *selle à tous chevaux*. On a dit, avant moi, que Fizes, qui étoit consulté de toute la France et des pays étrangers, à peu près comme Boerrhave l'avoit été avant lui, donnoit les mêmes remèdes pour tous les maux ; c'est-à-dire, pour toutes les maladies nerveuses qui régnoient alors, comme elles règnent aujourd'hui ; et qu'il ne guérissoit jamais, ce dont j'ai fourni la preuve dans mon traité des vapeurs. Tronchin faisoit de même, c'étoit des pilules et toujours des pilules, dont il donnoit la formule sur une carte, sans prendre la peine de répondre à celui ou à celle qui le consultoit ; il en auroit donné un picotin pour son chien. *Pereat mundus, pourvu que je vive;* c'étoit le langage de ce médecin, il n'en avoit pas d'autre; tout en se moquant de ceux et de celles qui étoient assez dupes pour croire à ses oracles.

On peut me faire, dites-vous, le même reproche pour les maladies nerveuses. Cela est vrai; mais en ordonnant l'eau de veau ou l'eau de poulet et les bains à toutes les vaporeuses qui ont recours à moi, 1°. je ne puis pas leur faire beaucoup de mal, si je m'égare; au lieu que les pilules de Tronchin et les médecines de Fizes avoient empoisonné toute la France, quand j'ai paru à Paris après eux; 2°. pour le même mal je suis bien forcé d'ordonner toujours le même remède; lorsqu'on me présente toujours le même cheval, il faut bien que je lui mette toujours la même selle. Prenez donc garde à vous, messieurs les Esculapes du jour; car si jamais le public connoît la vérité, ce qui arrivera tôt ou tard, vous serez délaissés; et c'est précisément là votre secret (la peur d'être délaissés), secret que je n'aurois peut-être pas divulgué, si M. Baumes eût respecté un collègue connu en France par des succès éclatans, et chez l'étranger par ses œuvres.

Si j'ai travaillé jadis à la conversion de M. Fizes, et si je n'y ai pas réussi, j'ose espérer que je serai plus heureux avec vous;

car enfin vous changerez, de gré ou de force, votre médecine brûlante pour la mienne; vous rejetterez vos antispasmodiques favoris(1), que vous remplacerez par l'eau de veau, l'eau de poulet et les bains, et toutes les vaporeuses de la France cesseront de se plaindre de vous; elles guériront.

Cette prédiction n'est pas trop hasardée, puisqu'elle a déjà son effet, et que vous venez de permettre de publier, dans une thèse soutenue dans votre école sur la menstruation, que la diète végétale, les boissons tempérantes et l'eau sont les seuls spécifiques des affections nerveuses ou vaporeuses. Tout autre que M. Baumes, auteur de cette thèse, y auroit ajouté l'eau de poulet et les bains; mais il lui en eut trop coûté de faire cet aveu. Voyez, de l'aménorrhée occasionnée par les passions; thèse soutenue par Bourret d'Arles, à Montpellier. Chez Tournel, imprimeur, an XII.

____

(1) C'est dans la classe des cordiaux qu'il faut les placer, et non dans celle des antispasmodiques, dans le sens qu'on l'a entendu jusqu'ici.

Réflexions

Réflexions médicales sur la maladie et la mort du général en chef de l'armée de Saint-Domingue.

J'avois annoncé, dans la dernière édition de cet ouvrage, un certain martyrologe du quinquina, à l'exemple de Guy Patin, qui nous a laissé celui de l'antimoine; c'est ce que je viens de faire dans les observations précédentes. J'annonce aujourd'hui un nouveau martyrologe, beaucoup plus intéressant et plus étendu; c'est celui des antispasmodiques; remèdes d'autant plus dangereux, qu'ils sont plus fréquemment employés que le quinquina. L'observation qui suit en est une preuve, et fournit une pierre d'attente pour servir à la construction d'un mausolée, en mémoire des victimes des antispasmodiques.

« Le trente vendémiaire, nous dit le médecin en chef de l'armée de Saint-Domingue (1), le général Lecler me fit appeler à 6 heures du matin; il étoit habillé; il

____

(1) Voyez le bulletin de M. Peyre, médecin en chef de l'armée de Saint-Domingue, sur la maladie du général Lecler, inséré dans le *Journal des Débats*, pag. 277, 23 nivôse, an XI.

Tome III.   K

comptoit monter en voiture ; il se sentoit si foible , qu'il ne pût pas se mouvoir. Je lui ai trouvé le pouls petit , spasmodique , quoique sans fièvre ; il s'est plaint de n'avoir pas dormi la nuit dernière , et d'avoir grand mal à la tête, à la gorge et aux reins. J'ai reconnu à ces accidens une fièvre lente, nerveuse , que j'avois présagée depuis quelque temps. Je l'ai mis à l'usage de l'eau sucrée avec de l'eau de fleurs d'orange. A quatre heures du soir , il a eu de la fièvre ; le pouls étoit petit et serré. A sept heures , il a eu du délire ; l'accablement étoit extrême ; je lui ai fait prendre la potion suivante par cuillerée :

> *Camphre et nitre purifié de chacun douze grains ; æther sulphurique, trente gouttes ; eau de cannelle orgée , eau commune , de chacune deux onces.*

La nuit , la fièvre a continué. Le premier brumaire, même prostration des forces ; un peu de fièvre , des sueurs copieuses ; la tête embarrassée ; la gorge annonçant de l'inflammation ; la douleur aux reins un peu moindre. Je lui ai donné du petit-lait qu'il n'a pu supporter ; de l'eau de poulet avec des amandes

douces nitrées, dont il n'a pas voulu encore.
Il a continué de boire de l'eau sucrée à la
fleur d'orange. La tête très-douloureuse, très-
embarrassée ; la gorge beaucoup plus malade ; les yeux enflammés, larmoyans, et beaucoup de propension à l'évanouissement ; la
fièvre continue et violente ».

« J'ai appliqué un vésicatoire à la nuque ; le
deux, le vésicatoire avoit produit un bon
effet ; la tête étoit entièrement débarrassée ;
la fièvre avoit diminué ; la gorge n'étoit pas
mieux. La foiblesse étoit extrême ; il eut un
grand évanouissement, qui fut très-long. Je
lui ai fait prendre, toutes les heures, un
verre de l'apozème suivant : quina rouge et
serpentaire de Virginie, de chacun une dra-
gme pour une bouteille de décoction ; il a
avalé quelques cuillerées de vin d'Espagne.
Le 3, même traitement. Le 4, il a pu se
lever ; il a pris quatre verrées de son apozème. Le 5, il a voulu monter en voiture ;
il avoit beaucoup d'appétit. Le 6, même desir.
Le 7, l'appétit avoit diminué ; il a moins
mangé ; il s'est mis à la fenêtre ; il s'est éva-
noui. Le 8, il se sentoit quelques dispositions
à la fièvre ; l'œil étoit enflammé. On a présenté de l'eau de poulet et du petit-lait, il
les a refusés ; il n'a voulu boire que l'eau

K 2

sucrée à la fleur d'orange. La fièvre devenue très-violente, la peau sèche et brulante, un délire tranquille, le front ridé; ce qui annonçoit le désordre et l'irritation du systême cérébral. Le 9, même état; il a pris une potion dans laquelle entroit le sel de *duobus*, et l'esprit de nitre dulcifié; il n'a pu supporter le camphre ».

« Le 10, seconde application des vésicatoires aux jambes. On a donné le quinquina avec la serpentaire de Virginie, le vomissement a été fréquent. Il lui est sorti un peu de sang par les yeux. On a donné un lavement de quinquina avec le camphre. J'ai appellé les citoyens Thuriot, Albert et Moreau, officiers de santé ; ils ont été d'avis d'ajouter aux moyens employés jusques là, le diacode, l'extrait de quinquina et le demi-bain. On a donné de l'élixir de Minschit, l'eau de fleurs d'orange, et il est mort ».

Peut-on lire, sans être affligé, le récit ci-dessus de la maladie cruelle qui a enlevé le général Lecler à la fleur de son âge, en voyant une médecine routinière, qui, ne voulant pas sacrifier ses anciens préjugés, laisse périr un homme si cher à la patrie, et à la famille illustre à laquelle il appartient? L'histoire tragique du traitement qu'on a employé dans sa maladie, nous fournit la preuve de cette triste vérité !

Ce fut donc le 3o vendémiaire de l'an XI, que le général Lecler tomba malade. Son tempérament étoit nerveux; son médecin nous l'assure, en nous disant qu'il avoit le pouls petit, spasmodique et sans fièvre; et bientôt après il ajoute, « j'ai reconnu chez lui une « fièvre lente, nerveuse, que j'avois présagée « depuis long-temps », ce qui caractérise parfaitement un état spasmodique et convulsif, sans pouvoir le méconnoître; et par une conséquence qui découle de ce principe, je dirai que cette maladie n'étoit ni putride, ni maligne, et qu'elle étoit sans matière fébrile; vrai caractère de la fièvre spasmodique. Le médecin en étoit si persuadé qu'il a donné plusieurs fois à manger au malade. Il s'agissoit donc d'opposer à cet état nerveux les relâchans, les humectans, les délayans et les adoucissans sous toutes les formes, et le mal auroit été étouffé dans sa naissance.

Mais on eut recours aux antispasmodiques et au quinquina; ce fut l'eau sucrée, aromatisée avec de l'eau de fleurs d'orange, qui fit la boisson ordinaire du malade; (espèce de tisane qui, heureusement pour nous, n'est pas connue sur notre continent), à laquelle on ajouta bien vîte une potion antispasmodique, composée d'eau de cannelle orgée, d'æther sulphurique, de camphre et de l'esprit de nitre dulcifié, qui procura une inflammation à la gorge, et la fièvre.

Ce nouveau symptôme réveilla l'attention du médecin; il eut recours à l'eau de poulet, et au petit-lait pour les calmer. Remèdes indiqués sans doute qui ne réussirent pas mieux, parce que le malade n'en voulut pas, et qu'il préféra la tisanne à la fleur d'orange. La maladie fit alors des progrès beaucoup trop sensibles et effrayans, pour ne pas insister sur les rafraîchissans; mais on appliqua des vésicatoires à la nuque; et cette nouvelle irritation, sur des nerfs irritables, procura un évanouissement convulsif. On donna à manger au malade, ce qui fait entendre qu'il n'avoit point de fièvre. On lui donna du vin d'Espagne, du quinquina (1), du sel de

____

(1) J'ai cité plus haut le docteur Cabanis pour avoir adopté ma méthode d'administrer le quinquina. L'opinion d'un autre médecin, non moins recommandable, ne doit pas être oubliée. On lit en effet dans le mémoire de M. Gilbert, médecin en chef de l'armée de Saint-Domingue, les profondes réflexions qu'il a faites sur le ravage du quinquina, que l'on prodiguoit dans cette colonie comme ailleurs. « Tant qu'il

duobus et de l'esprit de nitre dulcifié. Il se promena dans sa chambre, il se mit à la fenêtre, et il s'évanouit une seconde fois; tout cela se passa dans l'espace de huit jours.

Le 8 vendémiaire, il avoit toujours le pouls serré, petit et fréquent, les yeux enflammés, la peau sèche et brûlante. On voulut revenir à l'eau de poulet et au petit-lait, dont on sentoit la nécessité; mais il n'étoit plus temps, le malade en délire s'y refusa toujours. Les urines devinrent ardentes et rares; elles se supprimèrent bientôt. Le 9, plusieurs médecins ou chirurgiens assemblés, proposèrent le syrop de pavôt blanc, l'extrait de quinquina et le demi-bain ; mais le malade mourut le 10.

Qu'il me soit permis d'ajouter, à la publicité que l'on a donnée à ce triste détail, quelques réflexions pratiques qui ne seront pas superflues. Je dirai donc, avec le médecin ordinaire, que la maladie du général Lecler étoit nerveuse; et d'après cet aveu, il est

---

existe, dit-il, sécheresse, chaleur brûlante à la peau, soif, langue aride, difficulté d'uriner, dispnée, constipation, tension du ventre; tant que la fièvre enfin n'est pas décidément remittente; c'est-à-dire, que les retours des redoublemens ne sont pas très-marqués, et très-évidemment périodiques, il faut bien se garder de donner le quinquina ».

évident que le malade auroit guéri par des remèdes contraires à ceux que l'on a employés; c'est-à-dire, par l'eau de poulet ou par le petit lait qui auroient remplacé avec avantage l'eau sucrée à la fleur d'orange, et par les bains tièdes. C'est ainsi que la médecine moderne se conduit en pareil cas; celle qui reconnoît la tension des nerfs, et non le relâchement pour cause immédiate des affections nerveuses; celle enfin qui rejette tout tonique, et conséquemment tout antispasmodique.

Il y a 40 ans et plus que j'ai publié cette nouvelle méthode de traiter ces maladies, d'après des expériences multipliées et authentiques, que j'ai consignées dans mes OEuvres; et cependant j'ai le chagrin de voir qu'à Paris, à Montpellier et ailleurs, les antispasmodiques sont toujours employés avec la même fureur dans ces sortes de cas, devenus aujourd'hui trop fréquens, pour ne pas s'allarmer à la vue des maux qui en résultent. Et Dieu veuille que des hommes précieux à l'Etat ne soient pas tôt ou tard les nouvelles victimes de ce fatal préjugé !..

C'est ce qui m'a engagé à publier ces douloureuses réflexions, sans prétendre critiquer un médecin que je n'ai pas l'honneur de connoître ; mais pour éclairer sa pratique et celle de ses collègues, au profit de l'armée de St.-Domingue et de cette Colonie ; étant bien convaincu que la chaleur du climat a beaucoup contribué à l'épidémie qui a régné long-temps à St.-Domingue et ailleurs, épidémie que l'on a traitée avec les antispasmodiques et autres échauffans qui l'ont rendue meurtrière, tandis que si on avoit employé la méthode contraire, on auroit obtenu les plus grands succès.

Je laisse le médecin en chef de l'armée de Saint-Domingue, pour entreprendre, s'il est possible, la conversion d'un médecin des plus accrédités de Montpellier, qui se conduit à-peu-près de même; c'est M. Chrétien, qui proclame dans ses écrits le spasme tonique et le spasme atonique par une contradiction révoltante.

La preuve en est dans une observation de ce médecin, insérée dans le journal de Montpellier (mois pluviôse an XI, p. 30), sur les heureux effets de la glace ; dans laquelle observation il cite les différens auteurs qui ont publié les vertus de ce remède, sans oublier le capucin de Malthe; mais sans faire mention de moi, à l'exemple de M. Ménard, son collègue, cité plus haut, quoique

je me sois montré le plus zélé partisan de
ce puissant tonique, après en avoir éprouvé
sur moi les plus heureux effets, qui ne sont
autres que de condenser l'air intérieur trop
raréfié, dans les cas où je l'ai employé. Voyez
mon Traité des vapeurs, sixième édition,
tome I, pag. 121.

Outre cette réticence volontaire et affectée qui se montre à découvert dans toutes
les circonstances où il faudroit nécessairement parler de moi, ou en bien, ou en
mal, dans la crainte sans doute de provoquer
une réponse, qu'ils savent ne pouvoir leur
être favorable; on impose silence aux candi-
dats qui aimeroient à discuter ma théorie et
ma pratique; j'en citerai pour exemple mon
neveu, porteur de mon nom, dont on ren-
voya la thèse baccalauréale, parce qu'elle m'é-
toit dédiée, et qu'elle proclamoit mon opinion sur les maux de nerfs.

Et pourquoi cette défense ? Le dirai-je ?
Oui, sans doute, puisque je dois tout dire
dans ce dernier effort : c'est qu'il faut à ces
messieurs, non une méthode simple et curative, mais au contraire une méthode bien
composée, bien embrouillée, fondée sur le
spasme tonique et sur le spasme atonique,
dont parle M. Chrétien dans son observa-

tion, pour employer à leur gré des remèdes contradictoires dans leurs effets, qui agissant par fois comme par enchantement, en déplaçant le spasme pour le porter ailleurs, remplissent leur objet, qui est de pallier le mal et de ne le guérir jamais ; ce que j'ai discuté autrefois avec mon ami Tissot, qui, tout aussi intéressé que M. Chrétien à soutenir une opinion aussi erronnée, préféra de placer subitement, dans la chaleur de la dispute qu'il eût à ce sujet avec moi, son ami, devenu son antagoniste, le petit lait et les bains tièdes, dans la même classe que les antispasmodiques, plutôt que de s'avouer vaincu ; ce qui n'assura pas moins sa défaite (1). Quand est-ce donc que l'on sacrifiera l'amour-propre pour céder à la vérité? jamais. La note ci-dessous va nous fournir la preuve de cette triste assertion (2).

---

(1) M. Tissot, *Traité de l'Epilepsie, pag.* 257.

(2) Il a paru, en l'an X, de nouvelles recherches sur l'hypocondrie, dans lesquelles on cite tous les auteurs anciens et modernes qui ont écrit sur cette cruelle maladie, aujourd'hui si commune, avec le traitement que chacun de ces auteurs a employé; parmi lesquels on m'a assigné une place, non pour adopter ma pratique, mais pour la censurer avec mépris, comme il est d'usage, en la qualifiant de *pra-*

Mais je demande à ces faiseurs d'hypo-
thèses, comment est-ce qu'ils l'entendent, eu
égard aux antispasmodiques qu'ils employent
indifféremment, contre le spasme tonique et
contre celui qu'ils appellent atonique? Comment, dis-je, l'entendent-ils ? Car qui dit
spasme, dit tension de la fibre; ils n'en dis-
conviennent plus aujourd'hui. Qui dit antispasmodique, dans l'usage vulgaire, dit un
tonique puissant qui opère un effet contraire
à l'indication que l'on a établie. C'est pourtant ce qu'ils pratiquent journellement, et

---

tique banale. Et, en effet, ne reconnoître qu'une
seule cause (la tension de la fibre nerveuse), ne lui
opposer qu'un seul remède (les humectans quand il
n'y a point de complication), c'est mériter cette
apostrophe, et en cela, je passe condamnation, sans
en rougir.

Mais celui qui répète tout ce qui a été dit tant de
fois sur cet article, depuis tant de siècles, et sans fruit;
celui qui affecte d'encenser tous mes antagonistes,
auxquels j'ai répondu si souvent, et que j'ai réduit au
silence; celui qui approuve toutes les méthodes con-
nues, et qui prétend qu'il faut les employer toutes,
et les varier suivant les circonstances; celui qui préconise l'emploi des toniques, des narcotiques et des
antispasmodiques; celui qui répète tout ce que j'ai
dit avant lui, sur les heureux effets de l'exercice, et
qui finit contradictoirement par avouer que le seul

c'est sur quoi je me récrie depuis long-temps, avec trop de chaleur peut-être, mais sans fruit, par les raisons que j'ai données plus haut.

Mais quand on voudra nous faire entendre que le spasme provient aussi du relâchement de cette même fibre nerveuse, et que l'on nous dira, qu'après une longue tension, cette fibre doit se relâcher, ainsi que le prétend M. Chrétien, dans son observation, par les paroles suivantes : « Que les glaces, nous dit-il, aient agi en corrigeant l'âcreté de la

---

régime guérit plus d'hypocondriaques que tous les remèdes pharmaceutiques; n'est-il pas évident qu'il cherche plutôt à se faire des amis parmi les méde-cins, qu'à guérir ses malades ? Je laisse au lecteur le soin d'apprécier l'ouvrage et le mérite de son auteur (M. Villermay).

La tactique de mes adversaires consiste donc à se répéter toujours et à se contredire, sans préjudice de quelques sarcasmes qui assaisonnent leurs écrits. En effet, celui-ci essaie de jetter du louche sur l'authen-ticité des cures que j'ai opérées. On lit à la page 141 de sa brochure, ce qui suit : « Il est facile de sentir, « malgré les succès que *Pomme dit avoir obtenu*, « les dangers d'une méthode curative aussi *banale* ». *Pomme dit!!!* mais il n'est pas le seul, puisque tous les malades qu'il a guéris le répètent encore, et avec eux toute la république.

bile qui agaçoit l'estomac, que ce soit en rompant le spasme (1) tonique qui doit nécessairement succéder au premier, quand celui-ci s'est soutenu un certain temps; c'est ce que je ne chercherai pas à déterminer ».

Telle est la théorie de M. Chrétien, et c'est avec des sophismes de cette espèce que l'on prétend attaquer ma doctrine et mes expériences. Vous me permettrez donc de vous dire, M. Chrétien, que je ris de votre prétention; et je ne suis pas le seul : *risum teneatis, amici.* Aussi notre docteur qui ne veut pas nous expliquer cette double action, parce qu'il ne le peut pas et qu'il l'ignore, avoue-t-il ensuite *qu'il ne cherchera pas à la déterminer.*

Pour moi je serai assez généreux, M. Chrétien, pour vous l'apprendre; ce sera en vous disant que le spasme atonique est imaginaire. Si vous me demandez ensuite comment l'antispasmodique agit sur cette fibre tendue, je vous repondrai que c'est en la crispant de nouveau; je pourrois même dire en la paralysant tout-à-fait, ou en partie, par l'effet d'une plus grande irritation; que celle-ci une

---

(1) Rompre le spasme, c'est nous dire que la fidre casse; ce qui est une absurdité.

fois crispée jusqu'à un certain point, entraîne avec elle le déplacement du spasme, ce qui s'opère par un métastase des esprits animaux (qui circuloient auparavant à leur aise dans les tuyaux nerveux) de la partie spasmodisée dans une autre, et cette métastase se fait au profit de cette même partie spasmodisée. Voilà, M. Chrétien, tout le merveilleux de ce soulagement momentané que vous procurez au malade qui souffre alors autant de l'esprit que du corps ; attendu que l'augmentation du spasme entraîne avec elle l'irrégularité du cours des esprits animaux (*spirituum ataxia*), et que le cerveau en est affecté. Le médecin s'empare alors de l'esprit de son malade, il le gouverne à son gré ; c'est-à-dire, qu'il le trompe comme il veut, et autant de fois qu'il veut. Voilà, M. Chrétien, ce que vous me forcez de divulguer, et que je suis bien aise de vous apprendre, supposé que vous l'ignoriez. Convenez à présent avec moi que cette nouvelle irritation sur une fibre déjà tendue et irritée par les antispamodiques, doit nécessairement amener à sa suite des spasmes plus considérables qui à la longue deviendront indomptables et mortels ; c'est ce que démontre l'incurabilité des malades qui se livrent à ces sortes de remèdes. Remèdes enchanteurs en effet, je le répète, qui remplissent parfaitement l'objet du guérisseur, et jamais celui du malade qui ne veut point que son mal soit pallié, mais guéri. Soyez de bonne foi, M. Chrétien, avez vous jamais guéri une vaporeuse avec des antispamodiques ? Citez-la ; c'est ce que vous ne pourriez faire sans mentir ; vous la soulagerez, il est vrai, mais vous ne la guérirez jamais (1).

Je vous passe, M. Chrétien, de n'avoir pas voulu faire mention de moi dans votre observation sur les heureux effets de la glace ;

---

(1) M. Godart, dans sa *Dissertation sur les antispasmodiques*, qui a remporté le prix de l'Académie de Dijon, tombe dans la même erreur, et entraîne avec lui toute une académie. M. Maret se conduit de la même manière dans son *Mémoire sur la manière d'agir des bains d'eau douce et d'eau de mer*, couronné par l'Académie de Bordeaux, et celui-ci s'exprime encore en termes plus clairs et plus précis, quand il dit, pag. 20 : « Il faut observer que le « spasme, quant à ses effets, doit être regardé « comme dépendant, tantôt de la tension de la fibre, « tantôt du relâchement ; et qu'ainsi, et en quelque « état que soient les solides, leur action est toujours « relative à la tension et au relâchement ». Théorie fausse et illusoire avec laquelle on fait tous les jours des incurables, dont chaque ville fournit plus d'un exemple.

mon

mon amour-propre n'en est pas humilié (1), mais je ne vous passerai jamais une théorie aussi fausse, et aussi dangereuse, que personne ne comprend, pas même vos écoliers qui ergotisent comme leurs maîtres, tantôt sur le froid, tantôt sur le chaud, sans trop savoir pourquoi.

---

(1) Cette réticence de M. Chrétien, et celle de M. Menard, ne sont pas nouvelles pour moi. La plupart de mes antagonistes ont usé de ce stratagème. Les Médecins journalistes ont fait plus encore; ils ont rejeté les observations que différens praticiens ont voulu publier en faveur de ma doctrine; ce dont j'ai fourni la preuve dans mon *Recueil de Pièces.* Voyez pag. 164, que je citerai ci-après.

CONCLUSION.

CONCLUONS de tous ces débats, toujours plus scandaleux, que, si jamais on change de système, et que l'on reconnoisse avec moi que le tempérament nerveux est le plus commun, puisque les deux tiers des maladies chroniques lui sont réservés depuis la dégénération de l'espèce humaine; on cessera de mutiler les humains. Nos écoles sont le foyer de cette corruption d'idées. Tous les élèves que M. Baumes fait à Montpellier, arrivent chez eux imbus des préjugés qu'on leur a inspirés, et ces mêmes élèves deviennent innocemment les bourreaux de leurs concitoyens. Les mémoires que je reçois de toutes les parties de la République, et les malades qui viennent à Arles, pour se confier à mes soins, ou pour me consulter, étayent cette assertion.

On veut absolument attribuer les maladies nerveuses au relâchement des solides, à la foiblesse des nerfs ou au vice des humeurs, analogue ou non à ce relâchement prétendu. Cette fausse théorie, que l'on s'efforce de soutenir dans nos écoles et dans les Journaux de médecine , est préconisée par les médecins Browniens , et le pharmacien y trouve son compte. C'est ainsi qu'on en impose aux plus crédules , auprès desquels on passe pour savans ; et quand on trouve l'occasion de censurer ma doctrine , on le fait avec une impudeur qui décèle la partialité la plus blâmable et la plus criminelle.

On aura peine à croire que le libelle injurieux, qu'un médecin , si souvent témoin de mes succès , à lâché contre moi, en critiquant mon opinion sur l'abus du quinquina , ait été annoncé avec emphâse dans le Journal de Montpellier , dont M. Baumes est le rédacteur ; ce qui découvre une coalition manifeste entre lui et l'auteur de ce libelle. C'est de cette manière que l'on se fait des prosélytes et des aboyeurs dans toutes les villes, où toute la bibliothèque de la plupart de ces subalternes , consiste , le plus souvent, dans ce Journal. Je veux bien croire qu'un intérêt sordide ou mercantile entre pour quelque chose dans cette intrigue , et peut-être encore le desir de rendre la feuille du jour plus piquante ; mais que ce soit venin ou poison , ce n'en est pas moins une peste que l'on répand. Accoutumé depuis long-tems aux complimens honnêtes des Journalistes médecins, et d'en faire parade (1), je ne tairai donc pas ceux de M. Baumes, les voici.

« L'ouvrage en question (le libelle) avoit été publié, nous dit ce Journaliste, pour venger la méthode de traiter les fièvres des pays marécageux, des imputations excitées *par le faux esprit et le demi savoir*. C'est un service rendu sans doute à la bonne médecine, et la doctrine de M. ** se rattache par tant de faits, à ce que l'observation à de plus sacré, quelle ne sauroit être contestée, que par ceux qui *ont appris dans les voies de l'empirisme, l'art d'attaquer les vrais principes par des mots de la jactance, et une ridicule prétention* ».

Telles sont les expressions franches et loyales de ce Journaliste gagé. On avouera sans peine que c'est payer bien généreusement le prosélytisme de son client, que de se montrer son apôtre, et d'applaudir aux sarcasmes de sa fureur. Mais est-ce bien M. Baumes, professeur de l'école célèbre de Montpellier, qui parle ainsi? Non. C'est Baumes,

----

(1) Voyez mon *Recueil de pièces relatives au traitement des vapeurs;* de 435 pages. Chez Hérissant, rue Saint-Jacques, à Paris, 1771.

Journaliste qui s'égaye aux dépens d'un auteur plus sage que lui, qu'il devroit respecter à tous égards. En ce cas, je suis en droit de lui répondre comme Voltaire, à Fréron :

> Je m'engageai sous l'espoir d'un salaire
> A travailler à son hebdomadaire;
> Je critiquai sans esprit et sans choix,
> Et je mentis pour dix écus par mois.

Je reprends et je dis que ce n'est pas pour rien que l'on s'obstine à entretenir l'erreur. Les uns emploient le musc, le camphre, l'æther, l'eau de fleur d'orange, le quinquina, etc., avec profusion, contre une maladie qu'ils se plaisent à rendre incurable. Les autres, moins intéressés, mais aussi ignorans ou plus présomptueux, poussent la cruauté jusqu'à se moquer de ceux et celles qui en sont attaqués. Une fois que l'on a prononcé que ce sont des vapeurs, on lève les épaules, on rit de ceux qui s'en occupent journellement; on renvoie ces sortes de malades avec mépris, et souvent avec des paroles obcènes; et s'il faut enfin se débarrasser d'eux, on leur donne du froid ou du chaud, et quelquefois de tous les deux ensemble, avec cette indifférence qui fait la honte de ceux qui, par état, devroient respecter l'humanité souffrante, et ne s'occuper que de son soulagement. On veut enfin ne reconnoître que le relâchement de la fibre et non la tension, ou l'un et l'autre tout ensemble; ce qui est bien plus extraordinaire pour recourir à la pharmacie, là où elle n'offre que des poisons; bien entendu, que l'on compose avec elle (1).

On se pâme de joie à la vue de son arsenal redoutable, on s'extasie, on grossit son répertoire tant que l'on peut, en appelant à son secours les nouvelles découvertes du nouveau monde. La chimie toujours plus fé-

---

(1) Un apothicaire de Paris osa m'offrir le jour de l'an une pièce de velours pour un habit; je la refuse. L'apothicaire voulant forcer ma résistance, ne manqua pas de me dire, que tel étoit l'usage pour tous les médecins accrédités; mais celui-ci ne me connoissoit encore que de nom; il fut éconduit fort honnêtement, et la pièce de velours servit sans doute pour un autre.

Il paroît que les apothicaires de Berlin se conduisent comme ceux de Paris, puisqu'on lit dans une gazette, intitulée *le Propagateur* (mois de frimaire an VII), à l'article Berlin, ce qui suit : « Sur les réclamations « d'un anonyme, le roi a ordonné de faire les plus « sévères recherches pour découvrir les intelligences « homicides que la cupidité entretient entre plusieurs « médecins et quelques apothicaires ».

conde fournit son contingent avec usure. Les antispasmodiques sont toujours employés avec prédilection , quoiqu'ils fassent du mal , puisqu'ils agissent en sens contraire. Les médecins de l'espèce de M. Baumes , s'il s'en trouve , intéressés à se couvrir d'un voile mystérieux , se voyant à découvert, depuis que l'on écrit en français , empruntent un autre langage ; ce sont des mots et des termes nouveaux , tous plus barbares , avec lesquels ils voilent leur conduite ; c'est à la faveur de ce machiavélisme qu'ils trompent les humains , pour les tenir sous leur dépendance et à leur solde.

O hommes de mauvaise foi ! vos desseins sont connus. Un prophête a dit de vous , ce que je répéterai ici avec courage : *ostendam gentibus nuditatem tuam.* Oui, votre nudité est à découvert. Le temps viendra où l'on se passera de vous; si jamais la France ouvre les yeux, à l'exemple du roi de Prusse , elle s'appercevra que vous travaillez à la dépeupler; et si Rome vous a chassé une fois de son sein, pour cette même cause, craignez, si vous ne changez promptement de conduite , que notre gouvernement , plus éclairé que ne fût jamais celui des Romains , n'imite son exemple.

Quoiqu'il en soit, j'éclairerai votre prati-que tant que je vivrai, non pour vous nuire, mais pour le bien de l'humanité. Je dévoilerai les erreurs du journaliste Baumes, en gué-rissant les malades qu'il me renvoie ; *son faux esprit, son demi savoir, sa jactance, ses mots vides de sens, ses ridicules préten-tions, sa triste réputation enfin feront le reste*. Je suis à l'abri du soupçon d'une riva-lité suspecte et intéressée. Mes motifs sont connus, mes sentimens sont au-dessus de ceux d'un écrivain stipendié. Je ne demande rien à personne, je ne suis jaloux de per-sonne, et je déclare à l'Univers, que toutes les fois que l'on vient m'arracher de mon jardin, pour des malades qui viennent de loin ou de près se confier à mes soins, je commence par les plaindre, parce que je suis assuré que ce sont des victimes de l'art.

Telle est ma profession de foi par laquelle je termine ce recueil d'observations sur les maux de nerfs et l'abus du quinquina, et non contre l'emploi bien dirigé de ce puis-sant spécifique, quand il est indiqué et sa-gement administré. Dans les fièvres d'accès simples, et sans complication nerveuse, après une longue dépuration de la matière fébrile, et pas plutôt; ainsi que dans les fiè-

vres putrides d'un mauvais caractère, pernicieuses ou malignes, et encore dans la gangrène, dont j'aurois pu citer des exemples,
si j'avois voulu sortir de mon plan.

Il n'y avoit donc pas de quoi se récrier avec
tant de fureur contre ma pratique, puisque
c'est celle de tous les médecins prudens qui
ont regardé le quinquina, depuis sa découverte, comme le seul spécifique de la fièvre;
mais qui savoient ne pas le prodiguer; et ce
n'est que sur cette prodigalité que porte ma
censure; ce que notre journaliste auroit dû
distinguer, avant de m'attaquer avec autant
d'indécence.

La passion l'a tellement aveuglé qu'il en a
été ébloui. Il n'a pas respecté l'expérience
d'un vieux médecin, pour avoir le plaisir de
lui dire des grossièretés et des injures (1),
sans toucher à la question; car censurer l'abus
d'un remède quelconque, ce n'est pas le re-

______

(1). On verra à la fin de cet ouvrage que notre Journaliste n'épargne pas plus les jeunes médecins que les
vieux, et que sa folie le porte à décrier tout auteur
qui devient son concurrent. On verra aussi que les
jeunes médecins, à l'exemple des vieux, savent le
redresser quand il s'écarte de son devoir; ce qui four-
nira la preuve de tout ce que j'ai avancé sur son
compte.

jetter, tant s'en faut, puisque l'abus en suppose l'emploi. N'en est-il pas de même de tous les remèdes qui portent avec eux le caractère de spécifiques? Le mercure en friction, par exemple, n'exige-t-il pas la même retenue dans son administration? La ciguë, l'aconit, la bella-dona, le stramonium, le sublimé-corrosif, etc., ne sont-ils pas soumis à cette même réserve? Les vésicatoires, si vantés, par Baglivi, n'ont-ils pas subi la même restriction (1)? Les médecins qui nous ont tracé le traitement de certaines maladies, n'ont-ils pas terminé leurs documens par nous prévenir sur l'abus des remèdes qu'ils nous proposent (2)? Tous les auteurs enfin qui ont écrit en faveur du quinquina ont-ils oublié de nous prévenir sur l'abus que l'on pouvoit faire (3) de ce puissant remède?

Un auteur moderne qui fait honneur à l'école de Montpellier, d'où il étoit sorti, et qui a été mon premier maître, fait plus encore; puisqu'après avoir étalé une pharmacopée toute entière, dans son Traité des ma-

---

(1) *Baglivi de usu et abusu vesicantium.*
(2) Hoffman, *Cautelæ, et observationes clinicæ.*
(3) *Sydenham, torti, de usu et abusu chinæchinæ.*

ladies venteuses , que l'on pourroit appeler *nerveuses* , nous dit : *plura hic habes , ut pauca seligas* (1). Qui est-ce enfin qui ne met point de borne à l'emploi des remèdes, quels qu'ils soient, sans excepter l'eau de poulet , qui seroit également dangereuse pour celui qui en feroit excès, ou s'il l'appliquoit mal-à-propos? Qui est-ce? Le Journaliste de Montpellier ; je ne connois que lui , puisqu'il a le courage de s'élever contre ma doctrine , qui est celle de tous les médecins éclairés.

S'il cherche des partisans de son opinion , il les trouvera dans ces hommes exaltés, comme lui , qui sortant de l'école depuis peu, se livrent aveuglément à cette pharmacie brûlante, avec laquelle ils incendient les villes qu'ils ont choisies pour exercer leurs talens destructeurs ; ce sont ceux qui , armés d'une écritoire et d'une plume , ne sortent jamais de chez un malade , sans laisser une ordonnance bien compliquée de remèdes contraires.

Malheur à cette ville qui nourrit dans son sein de pareils guérisseurs ; c'est à ceux-ci que M. Combalusier s'adresse , quand il leur dit : *plura hic habes ut pauca seligas*. Je

----

(1) Combalusier.

vous offre beaucoup de remèdes pour que vous en choisissiez peu.

Celse, plus prévoyant encore, s'appercevant que les médecins de son temps prodiguoient aussi les remèdes, leur donne une meilleure leçon, en leur disant : *différe quoque pro natura locorum genera medicinæ, et aliud opus esse Romæ, aliud in Ægypto, aliud in Gallia.* Les mêmes remèdes diffèrent, leur disoient-ils, selon la nature des lieux; et il faut les administrer différemment à Rome, différemment en Egypte, différemment dans les Gaules.

Raymond de Marseille avoue que toutes les hydropisies ascites ou tympanites, qu'il a traitées à Marseille (fruit ordinaire de la prodigalité du quinquina qu'on leur donne dans les hôpitaux et dans la ville pour les accès de fièvre), ne reconnoissent d'autre cause que la chaleur jointe à la sécheresse (1). Il ajoute que ces maladies n'étoient adoucies que par les délayans, et quelles étoient au contraire irritées par les remèdes chauds; il en appelle à tous ses collègues.

J'invite en conséquence les jeunes méde-

___

(1) Raymond, *Dissertation sur le Bain aqueux simple*, couronné par l'Académie de Dijon, p. 98.

cins à puiser dans ces sources fécondes en bonnes instructions, et non dans un triste Journal; d'écouter les leçons que nous font ces maîtres de l'art; ils avoueront alors que ce ne fut jamais un crime à un vieux médecin de se récrier sur l'abus du quinquina, quand cet abus est meurtrier sous ses yeux. Je finirai cet article par la citation d'une anecdote qui intéresse tous les Journalistes du temps passé, comme ceux du temps présent. La voici:

L'ancien auteur du Journal de Paris (M. Roux), écrivain furibon et mauvais critique, avoit fait l'éloge de mon Traité des Vapeurs, quand il parut pour la première fois en 1764; certaines circonstances l'obligèrent de le censurer et d'oublier ce qu'il en avoit déjà dit, ce qu'il fit avec injures et personnalités; ce fut à l'époque où je fus appelé à Versailles, par la Reine mère, et pour madame de Beson à Paris. De sorte que me voyant forcé de répondre à une critique à laquelle je ne m'attendois pas, je partageai M. Roux en deux, c'est-à-dire en Roux de 1764, et en Roux de 1766. Mon Journaliste se voyant ainsi à découvert dans une circonstance aussi critique, mourut de honte et de chagrin avant la fin de l'année.

RÉFUTATION

DE LA DOCTRINE MÉDICALE

DE BROWN,

MÉDECIN ÉCOSSAIS.

QUARANTE ans se sont écoulés depuis la publication de mon Traité des Affections Vaporeuses des deux Sexes. J'ai prouvé et démontré dans cet ouvrage, qui a déjà produit six éditions, sans compter les contre-façons, et qui a été traduit en plusieurs langues étrangères, que la tension des nerfs étoit la véritable cause de ces maladies, maladies le plus souvent incurables et mortelles, avant ma découverte, parce qu'on en attribuoit la cause au relâchement ou à la foiblesse des nerfs, et que l'on se conduisoit dans leur traitement en conséquence de cette erreur.

J'ai fait, d'après la nouvelle méthode que j'ai publiée, des cures sans nombre ; mes prosélytes en font chaque jour, en suivant mes préceptes ; il est peu de ville en France où il n'y ait des témoins de leur succès et des miens; et ces succès je les répète chaque jour en présence de mes détracteurs.

Une doctrine si constamment salutaire a été néanmoins censurée depuis sa naissance jusqu'à aujourd'hui, et je m'attends bien à la voir censurer encore par des raisons qu'il est prudent de taire. J'ai répondu à tous mes adversaires, sans exception, avec les armes à la main; c'est-à-dire, par des exemples de guérisons aussi concluans qu'incontestables; et me croyant arrivé au terme de toutes ces contestations, j'ai trouvé, en arrivant à Paris l'année passée, de nouveaux contradicteurs; ce sont les partisans de la doctrine de Brown, qui se sont égarés avec lui dans un dédale d'erreurs. On a annoncé une seconde édition de cet ouvrage; en attendant que j'y réponde, si le besoin y est (1), je viens donner au public une lé-

____

(1) Ce n'est pas simplement une seconde édition de la *Doctrine Médicale de Brown*, que nous annonce aujourd'hui le docteur Chortet, mais une *Encyclopédie médicale*, d'après le systême de cet auteur, en 24 volumes in-12, imprimée à Luxembourg, par E. Lamort, an XI de la république française. Le premier volume, qui paroît seul en ce moment,

gère esquisse de l'opinion extraordinaire de cet auteur avec mes réflexions. Ce que je dirai suffira pour faire connaître la différence qu'il y a entre sa doctrine et la mienne.

---

contient une exposition succincte de la doctrine du médecin Ecossais, étayée de seize observations prises çà et là dans les ouvrages des médecins browniens, sur les maladies qu'ils appellent *asthéniques*, dont la plupart sont appelées très-gratuitement *nerveuses*; et dans ces observations cliniques, faites dans les hôpitaux de Bamberg, de Pavie et de Westbourg, etc. on voit figurer le vin pur pour la boisson ordinaire des malades, sans égard à la fièvre et à l'inflammation des viscères : on voit figurer ensuite les bouillons gras assaisonnés d'épices, le quinquina, l'esprit-de-vin, les élixirs, l'æther sulphurique et le vitriolique, le camphre, l'esprit caustique ammoniacal, le musc, l'alkali volatil, l'alcool, le rhum et l'opium, remède favori de Brown.

D'après cet apperçu, on peut bien dire que cette pharmacopée ressemble à une machine infernale avec laquelle on détruiroit l'espèce humaine, si l'école de Paris et celle de Montpellier n'avoient déjà prononcé contre cette singulière doctrine ; mais ce qui est bon à remarquer, c'est que l'imprimeur de cet ouvrage extraordinaire s'appelle *la Mort*. Quant aux maladies sthéniques, l'auteur les a réservées sans doute pour une autre occasion ; mais elles ne seront pas nombreuses, puisque Brown, ainsi qu'on le verra ci-après, les a reduites au trois pour cent..... Pauvre humanité! entre les mains de qui est tu livrée !

La

La médecine de Brown consiste à fortifier des nerfs relâchés selon lui, et la mienne consiste au contraire à relâcher des nerfs trop tendus et trop secs. Brown appuie sa doctrine sur le *strictum* et le *laxum* de Thémison, qu'il se garde bien de nommer, pour couvrir son plagiat; et dans sa théorie il déraisonne à faire pitié à ceux qui sont déjà instruits sur cette matière. S'il faut en fournir les preuves, les voici:

L'excitabilité, nous dit-il, distingue les corps vivans des corps inanimés; mais Brown évite ensuite toute recherche sur la nature de cette excitabilité; de sorte que l'on peut dire que cette excitabilité, qui n'est pas selon lui l'irritabilité de Haller, est tout-à-fait idéale; et je ne suis pas le seul à rejetter cette hypothèse, puisque Weikard, le plus zélé des traducteurs de Brown, avoue dans son discours préliminaire, page 3o, d'après Vaca: « que la nature de cette excitabilité, » comme celle de tant d'autres choses, est, » et sera toujours un secret impénétrable ».

C'est sur cette hypothèse que Brown a établi son systême, d'où je conclus qu'étant fondé sur une supposition, il est inadmissible (ce n'est pas encore là son moindre défaut) par des médecins qui cherchent à guérir. Tels sont les effets de l'imagination de cet homme singulier, et c'est précisément cette singularité qui lui a fait tant de partisans (1).

Il appelle ensuite forces excitantes, les puissances qui maintiennent la vie. Mais quelles sont ces puissances ? Il ne nous l'apprend pas. Il les distingue cependant en internes et en externes, qui agissant sur l'excitabilité, maintiennent la vie, ce qui présente un paradoxe ; car les physiologistes savent que les ressorts de l'horloge de la vie s'usent continuellement et se détruisent entre eux, ce qui amène la destruction de la machine et la mort ; et cette vérité, madame Deshoulières nous l'apprend par les vers suivans :

Que l'homme connoît peu la mort qu'il appréhende
    Quand il dit qu'elle le surprend,
Elle naît avec lui, sans cesse lui demande
Un tribut dont envain son orgueil se défend ;

---

(1) On ne seroit pas si avide de nouveautés, si on n'avoit pas dérogé depuis long-temps aux principes établis par notre premier maître ; et la médecine ne seroit pas si souvent exposée à certaines révolutions qui la rendent toujours plus conjecturale, et au mépris qui en est la suite.

Il commence à mourir long-temps avant qu'il meure;
Il périt en détail imperceptiblement;
Le nom de mort qu'on donne à notre dernière heure,
    N'en est que l'accomplissement.

Notre docteur parle ensuite des forces stimulantes, et de tout ce qui est capable de modifier l'excitabilité. Or est-il que ce qui mo-
difie l'excitabilité, ne peut pas produire l'excitabilité; ce qui nous présente un second
paradoxe.

Il ajoute, enfin, que lorsque les puissances
excitantes ou stimulantes exercent sur l'excitabilité une action modérée , elles consu-
ment une quantité convenable d'excitabilité;
elles produisent le degré d'excitement qui
constitue la santé. C'est-à-dire, que sans excitement ou sans irritation , ce qui est syno-
nime , point de santé.

Ce troisième paradoxe me rappelle la di-
latation des tuyaux nerveux, et la constriction
dont Tissot a fait un synonyme ; c'est encore
le lait et les bains tièdes qu'il range contradictoirement dans la classe des antispasmodiques ou des toniques ; c'est encore, si l'on
veut, le spasme tonique et le spasme atonique de M. Chrétien, dont j'ai parlé plus haut.
Tant il est vrai que ce sont les plus grands

M 2

génies qui s'égarent toutes les fois qu'ils veulent créer, fabriquer de nouveaux sys-têmes.

Si Brown parle ailleurs de la fièvre, il rejette absolument le *naturæ conamen* de Sydenham. Il ne reconnoît point la matière fébrile. Il rejette avec mépris les efforts de la nature et sa puissance. Elle n'est bonne à rien ; la pharmacie est bien au-dessus, selon lui, de la nature ; aussi prône-t-il, en pareil cas, les excitans, le vin, les élixirs, et tous les incendiaires que la pharmacie peut fournir.

S'il parle des maux de nerfs, du spasme, des convulsions ; c'est à la foiblesse de la fibre, à l'atonie qu'il les attribue, et non à la tension de cette même fibre, encore moins à sa sécheresse ; et par une conséquence naturelle, il appelle à son secours tous les antis-pasmodiques.

Son traducteur Weikard, en adhérant à l'opinion de son maître, nous dit en effet, (tom. 2, pag. 3) « que loin de dépendre d'un » excès de force, elles (ces maladies) sont » produites, au contraire, par la foiblesse, » comme le prouve, dit-il, l'efficacité des sti- » mulans qu'on emploie dans ces sortes de » cas. » Ce qui n'est plus un paradoxe, mais

un mensonge *grossier*, pour ne rien dire
de plus. En prenant l'assertion de Weikard
dans un sens contraire, ce qui ne peut pas
être autrement, je dirai une contre vérité,
appuyée sur mes expériences et sur celles de
tous les médecins vivans, lesquelles attestent
le contraire de l'assertion mensongère de
Weikard. Expérience citées dans mes œuvres et ailleurs, qui publient les tristes effets
des stimulans et les guérisons opérées par les
remèdes contraires, à moins que Weikard
n'entende parler des effets momentanés que
procurent les antispasmodiques ; ce qui ne
peut pas entrer dans notre contestation.

Que répondre en effet à la guérison de
madame Laugier, citée dans mon mémoire
sur l'abus du quinquina, qui fut obligée de recourir aux bains tièdes et à l'eau de poulet
pour calmer les irritations qu'avoient procurées les stimulans ? Irritations très-doulou-
reuses qui avoient plié son corps en deux,
comme si les vertèbres eussent été ankylosées ;
laquelle madame Laugier a été guérie par
deux cents cinquante bains tièdes de trois
heures ; ce qui ne peut pas être contesté,
puisque cette guérison, opérée tout-à-l'heure,
est sous les yeux de mes contradicteurs. Etoit-
ce là de la foiblesse ; et n'étoit-ce pas, au

contraire, la plus insigne roideur et le racornissement le mieux caractérisé?

Je citerai, à côté de cette observation, celle que mon ami, M. Bouschon, médecin à Uzès, vient de me communiquer. Celle-ci paroîtra, sans doute, bien plus extraordinaire, puisqu'il s'agit d'un tremblement convulsif de tous les membres, dont une jeune fille, âgée de six ans, a été attaquée depuis peu, lequel tremblement parut d'abord, à mon ami, provenir de foiblesse ou d'une cause humorale, ou des vers; n'ayant jamais pu concevoir qu'il fut l'effet de la tension de la fibre dans un âge si peu avancé, et qui parconséquent fut traité, d'entrée, avec des purgatifs et des vermifuges. Mais quelle fut sa surprise quand il vit que ce tremblement augmentoit par l'effet de ces remèdes excitans, ce qui l'obligea de les abandonner pour recourir au petit lait et aux bains tièdes, qui la guérirent.

Quel eût été en pareil cas les effets de la méthode de Brown? Peut-on douter qu'elle n'eût détruit ce jeune corps en peu de temps. Mais si cet état spasmodique a eu lieu dans un âge si tendre, où nous ne reconnoissons que la foiblesse, doit-on s'étonner de le rencontrer si souvent dans les adultes, ceux qui ont la fibre forte, sèche et tendue, et qui ont fait usage de tout ce qui peut l'avoir portée à ce dégré de tension et de sécheresse ?

On vient de voir par ces exemples, combien est éloignée de l'expérience l'assertion de Brown et celle de Weikard, sur l'effet des stimulans dans les affections spasmodiques. Cette fausse théorie a fait plus de mal encore, puisquelle a produit une monstruosité, dans ceux qui veulent diviser ces maladies en deux classes distinctes et séparées entre elles ; c'est-à-dire, ceux qui, comme M. Chrétien, reconnoissent un spasme tonique et un spasme atonique, ce qui est aussi contradictoire, en lui-même, que tout le systême de Brown.

Mais je demanderai à ceux qui ont adopté cette erreur, quels sont les divers états de la fibre nerveuse, et ceux avec lesquels la sensibilité est plus fortement liée ? Il est évident que l'extrême sensibilité que l'on remarque chez les femmes vaporeuses, est due 1°. à la délicatesse de leurs nerfs chez quelques-unes; 2°. à la rigidité, et à la sécheresse excessive dans d'autres; 3°. enfin à la perte totale de l'enveloppe muqueuse des nerfs. Voilà qui est incontestable. Mais Tissot entend avec Robert Whit, par délicatesse des nerfs, un état de foiblesse permanent, qu'il traite cependant avec les délayans et les humectans; et quand, pour venir à l'appui de cette singulière opinion, toute contradictoire quelle est, avec les remèdes qu'il lui oppose, il cite un exemple des mauvais effets des toniques (c'est celui d'une fille sujette aux mouvemens convulsifs que lui avoit procurés l'usage d'un vin calibé). Que penserai-je d'un pareil système, et plus encore d'une pareille conduite ? Un homme impartial, tout-à-fait étranger à cette dispute, répondra que l'on ne s'entend pas. Pour moi, je dis qu'on ne veut pas être entendu, et que l'on ne veut pas s'entendre; et voilà la raison pourquoi cette contestation sera éternelle.

J'ajoute que la fibre nerveuse ressemble beaucoup, dans cet état, à celle des enfans, ainsi que je l'ai enseigné dans mes œuvres. Elle est tellement *tenue* cette fibre ; son enveloppe muqueuse est si fine, si déliée, qu'elle ne garantit pas les nerfs de l'impression d'une force excitante, pour employer le langage de Brown, dont le moindre mouvement insolite peut produire des effets douloureux et réellement spasmodiques. Malpighi, en reconnoissant ce défaut de l'enveloppe muqueuse, cite un homme qui avoit l'enveloppe externe de la langue si fine , que tout ce qu'il mangeoit , lui procuroit de la douleur , excepté le lait, le bouillon gras et l'eau qu'il avaloit sans peine.

Il est nécessaire , dit Lametrie, dans ses commentaires sur Boerrhave (pag. 21), qu'il y ait quelques *mucus* et des gaînes entre les nerfs sensitifs et les corps sapides , pour tempérer le goût; Bichat , dans son Traité des membranes muqueuses, tient à peu prés le même langage. La même chose arrive , nous dit encore Lamétrie , si l'enveloppe des nerfs est trop sèche , dure et calleuse ; ce qui caractérise le racornissement que la plupart de nos physiologistes ne veulent pas reconnoître.

Je dis en outre que si les femmes sont si vives en général et si sensibles, c'est que la disposition de leurs nerfs se rapproche beaucoup de celle des enfans et des personnes délicates , dont je viens de parler ; c'est sans doute cet état nerveux qui a donné lieu à l'erreur de ceux qui soutiennent qu'il existe des affections spasmodiques par atonie ; et cette erreur est celle de M. Chrétien. C'est cette disposition de la fibre que Fouquet appelle laxité , vibratilité. Mais comment cette délicatesse de la fibre pourra-t-elle être appellée laxité , quand les toniques lui sont contraires, comme ils le sont en effet, d'après l'aveu de Tissot, soutenu de l'exemple qu'il a cité?

Qui est-ce en effet qui pourroit accuser de relâchement l'extrême sensibilité de la fibre dans le premier âge de la vie? Que de vivacité, que de pétulance, que de mouvemens, que de sensations rapides et variées! Est-ce là du relâchement? Non, non, sans doute; et quand on trouvera dans une femme adulte une disposition semblable, l'appellera-t-on atonie? Qu'on en juge par les maladies auxquelles cette atonie préside réellement; en voici les symptômes:

1°. Le défaut de sensibilité; 2°. des mouvemens lents et paresseux; 3°. une surabondance d'humeurs et de sérosité; 4°. des organes noyés, empâtés, incapables de réaction; ce qui donne lieu, le plus souvent, à des hydropisies générales ou particulières. Tels sont les symptômes de l'atonie réelle, et non ceux de l'état spasmodique; c'est ici où les toniques triompheront sans crainte d'exciter trop vivement la sensibilité, qui est hors d'atteinte en pareille circonstance.

Mais on trouvera cette sensibilité exquise dans l'état opposé à celui-ci; c'est-à-dire, dans la tension de la fibre, dans sa rigidité et sa sécheresse , dans ces affections vaporéuses enfin, où le dessèchement est porté à l'extrême , jusqu'au point d'occasionner la chûte et le dépouillement de l'enveloppe muqueuse des nerfs et des tuniques internes de certains organes qui en seront affectés; tels que la vessie , la matrice et les intestins , dont j'ai consigné plus d'un exemple dans mes œuvres , que le sage Arétée avoit vu avant moi, et Bichat après moi.

J'observe , dit Barthès , dans ses Elémens de la Science de l'Homme, page 46 , qu'en général la sensibilité est augmentée dans les parties molles , lorsque leurs fibres sont tendues avec violence par des causes externes ; et après ce premier aveu , il ajoute : « Les malheureux qui sont appliqués à la question , lorsque leurs membres sont le plus cruellement étendus , peuvent être soulagés , si on verse par-dessus de l'eau tiède qui affoiblit à l'instant cette tension. Mais pendant la torture , s'ils sont frappés légèrement avec un bout de corde , les douleurs deviennent insupportables ». Ce second aveu , de la part d'un de mes antagonistes prononcés, termine toute discussion.

Tissot a déjà paru en contradiction avec lui-même. Barthès l'a suivi dans son égarement, quand il a voulu censurer ma doctrine, en lui opposant sa méthode perturbatrice ; et moi qui les prend tous les deux sur le fait, je suis d'autant plus fondé à leur opposer ma théorie , que je l'appuie d'une expérience qui ne se dément jamais. Mes antagonistes reconnoissent donc que la sensibilité est attachée à la tension de la fibre, et que le relâchement fait cesser cette sensibilité.

Il est donc démontré , aujourd'hui plus que jamais, que les affections vaporeuses , qui sont toujours accompagnées de cette sensibilité , reconnoissent pour cause la tension des nerfs , et non le relâchement. Le spasme , l'érétisme sont donc les causes des douleurs vives , des impressions fâcheuses et désagréables qu'éprouvent , de la part des objets extérieurs , les personnes qui en sont atteintes. C'est ainsi qu'un coup frappé à une porte , à l'improviste sur-tout , fait tomber en défaillance une femme vaporeuse , par la sensation pénible que le bruit fait éprouver aux nerfs auditifs ; sensation qui se communique sympatiquement au reste du système nerveux et au cœur ; et c'est toujours la tension qui est la cause de pareils effets.

Je vois donc la sensibilité associée par-tout, d'une manière particulière , à la tension , à l'érétisme des nerfs et à l'activité des forces motrices, mais je ne la rencontre pas avec l'atonie. Telle est cette vérité si incontestable de mon assertion, que Barthès l'avoue encore à la page 171 du même ouvrage, en nous disant naïvement : « Qu'après une inflammation, l'augmentation de la sensibilité est sans comparaison plus grande dans les attaches que dans le ventre du muscle, qui est toujours plus lâche dans cette partie offensée, laquelle devient alors calleuse ». Il auroit pu dire racornie, et il auroit reconnu, sans s'en douter, avec Lamétrie, le racornissement de la fibre nerveuse.

Une doctrine si extraordinaire (celle de Brown) a du trouver plus d'un contradicteur ; M. Maurice est de ce nombre. Celui-ci, en effet, attaque Brown, et en même temps toute la secte des solidistes ; mais, par un contraste singulier, il a voulu me ranger dans cette classe. « Le citoyen Pomme, dit-il, que l'on peut regarder comme un partisan de la doctrine des solidistes, attribue les maladies vaporeuses à la rigidité et à l'exsiccation des nerfs ; mais il convient que cette crispation des nerfs dépend de l'évaporation des sucs qui les arrosent ». Premier aveu.

Il ajoute : « que je n'ai jamais obtenu des

guérisons radicales, qu'après avoir procuré ou obtenu (ce qui n'est pas la même chose, tant s'en faut) des évacuations considérables ». Second aveu. « J'ai cité, dit-il, des exemples de scorbut compliqué avec la rigidité ». Troisième aveu. Et pourquoi n'a-t-il pas ajouté que j'ai adapté à la rigidité toute sorte de complications humorales, telles que la fièvre putride et la fièvre d'accès, le scorbut, la vérole, les écrouelles, la goutte, les dartres ? etc., et alors il ne m'auroit pas rangé dans la classe de la secte qu'il censure avec raison. Mais à quoi aboutit cette espèce de critique ? A rien, puisqu'elle porte à faux.

Et voilà ce que c'est que d'écrire avec le dessein de censurer à tort et à travers, ou celui de se parer d'une épigraphe qui ne nous convient pas : *in medio stat virtus.* Mais la vertu consiste à rendre à César ce qui appartient à César, et alors je lui demanderai à qui cette épigraphe appartient-elle ? Il vous en eût trop coûté, sans doute, M. Maurice, de vous appuyer sur ma doctrine, en censurant Brown et tous les solidistes ; il vous a été plus facile de lâcher, en passant, une épigramme déplacée contre un auteur que vous n'aimez pas, et pour cause.

Je ne pousserai pas plus loin cette discussion théorique, que j'appelle scholastique, pour ne pas donner lieu à des argumens sans fin. Je me serois même dispensé de l'approfondir, si je n'avois voulu la censurer de manière à ne plus revenir sur elle ; car ce n'est pas avec des discussions théoriques et physiologiques que l'on guérit, mais avec des raisonnemens appuyés sur l'expérience, ce qui a fait dire à un auteur estimable : *artem experientia fecit, exemplo monstrante viam.*

Je reviens à mon sujet, et je dis que le docteur Jones fit d'abord la traduction de l'ouvrage de Brown du latin en anglais, ouvrage dangereux pour les jeunes médecins toujours avides de nouveautés (1). Il a été

---

(1) Volney attribue les ravages de la fièvre-jaune, dans les Etats-Unis de l'Amérique, à la méthode meurtrière de Brown, « que les médecins anglais ont « malheureusement adoptée avec une obstination peu « digne, dit-il, de savans d'ailleurs distingués ». (Voyez *Tableau du Climat et du Sol des Etats-Unis, par Volney, chez Courcier, à Paris, an IX*).

La fièvre-jaune de Cadix, qui, d'après le rapport de M. Berthe, professeur de l'Ecole de Montpellier, envoyé en Espagne par le gouvernement, qui étoit

traduit ensuite de l'anglais en italien par Franck, du latin en allemand par Weikard, de celui-ci en français par Bertin, et de l'anglais en allemand par Psaff. Mais ce qui donna une plus grande célébrité à ce singulier systême, ce fut le docteur Darwin qui, sans connoître l'ouvrage de Brown, s'il faut l'en croire, s'est trouvé d'accord avec lui, dans son poëme intitulé *le Jardin Botanique,* et dans sa Zoonomie.

Le auteurs que je viens de citer ne sont pas les seuls partisans de cette doctrine empestée. On compte parmi eux des médecins de distinction, c'est-à-dire, des physiologistes Anglais, Italiens, Allemands, tels que Mascati, Vassarri, Girtaner, Scarpa, etc. Tant

---

la même que celle de l'Amérique, a été traitée par d'autres principes que ceux de Brown, puisque ce savant professeur reconnoît (dans son *Précis historique, imprimé à Montpellier, en* 1802) l'affection spasmodique comme la première cause à combattre, à laquelle il oppose les délayans et les relâchans, avant de passer aux évacuans; ce qui confirme l'assertion de Volney ; et combien la méthode incendiaire de Brown a été funeste en Amérique et en Espagne, avant l'arrivée des trois professeurs de Montpellier, que le gouvernement français envoya à Cadix fort à propos.

il

il est vrai, je le répète, que l'erreur se propage toujours plus facilement que la vérité.

Tous ces médecins devenus les enthousiastes de cette nouvelle doctrine, appellent avec leur oracle les maladies qui proviennent du *strictum de Thémison*, maladies sthéniques, et celles qui proviennent du *laxum*, maladies asthéniques. Tel est le plagiat à découvert de Brown et de ses partisans. Plagiat que l'on a masqué avec les termes nouveaux de *sthéniques et d'asthéniques*, et voilà encore de nouvelles dénominations à ajouter au dictionnaire des médecins du jour.

Jusques-là Brown n'est pas trop repréhensible, puisqu'il a suivi Thémison dans la division de toutes les maladies en deux classes distinctes et séparées, qu'il rapporte au *strictum* et au *laxum*; c'est-à-dire, à la tension et au relâchement; mais il s'écarte bientôt des préceptes de son maître, en avançant que sur cent malades, pris au hasard, quatre-vingt-dix-sept sont *asthéniques* ou relâchés, et les trois autres seulement sont *sthéniques* ou tendus; de sorte que les femmes hystériques et les hypocondriaques sont comprises dans la première classe; comme le prouve, dit-il, *l'efficacité reconnue des sti-*

mulans. Ce qui est, à mon avis, un blasphême (1).

Il semble que par cette assertion mensongère, il veuille nous faire entendre qu'en Ecosse la fibre est lâche en général, et que les vaporeuses d'Edimbourg sont conséquemment stupides et hébétées (2). Mais si Aris-

---

(1) On ne peut pas avancer une fausseté de cette espèce avec plus d'impudeur. Il est honteux à la médecine anglaise d'avoir mis au jour une telle opinion. Mais de quoi ne s'avise pas un homme payé sans doute par la secte pharmaceutique, pour fabriquer un systême qui lui est si avantageux. N'a-t-on pas vu l'empirique Gamet payer cherement un ouvrage en deux volumes qui préconise son remède prétendu anti-cancéreux, ce dont il fait l'aveu dans la préface de son livre; et ce qui est pire encore, c'est de m'avoir cité, pour lui avoir dit dans une consultation qu'il prétend avoir faite avec moi, que son remède manquoit à la pratique que j'ai publiée sur les vapeurs; et cependant je ne connois pas l'empirique Gamet; je ne l'ai jamais vu, et conséquemment je n'ai jamais consulté avec lui. (Voyez *Théorie nouvelle sur les Maladies cancéreuses,* par J. Gamet, t. I, p. 133, chez Ruault, libraire, rue de la Harpe, 1772). Observez que je quittai Paris à cette époque, et que les papiers publics avoient avancé sans preuve *que j'étois mort.*

(2) Mes relations avec Londres et Edimbourg m'apprennent que les vapeurs sont aussi communes dans ces deux villes qu'en France.

tote a dit que toutes les vaporeuses ont de l'esprit, comme cela est vrai, et qu'il soit prouvé que la tension de la fibre préside dans l'hystéricité, nous sommes autorisés à croire que les vaporeuses d'Edimbourg sont aussi aimables que les nôtres.

Il paroît que cette singulière doctrine n'a pas fait la fortune de son auteur, malgré les nombreuses traductions que l'intérêt et l'amour de la célébrité se sont empressé de publier de l'ouvrage qui la contient; puisqu'il est mort en prison, où il étoit détenu pour dettes, par un apoplexie vineuse (car Brown étoit ivrogne, d'après l'assertion de Weikard et de Bertin); si ce n'est pas par une forte dose d'opium dont il faisoit son remède favori.

Tel est le simple apperçu que je donne en ce moment de la doctrine médicale de Brown. Je dirai ensuite avec satisfaction que l'Ecole de Paris s'est élevée contre elle, à laquelle elle a préféré la mienne; et en effet, la plupart des médecins de la capitale emploient aujourd'hui dans les maladies nerveuses, l'eau de poulet, l'eau de veau, le petit lait et les bains longs et multipliés, avec moins de répugnance que par le passé, ce qui me fait espérer que dans peu ils adopteront entièrement ma pratique. J'ai vu l'an-

née passée , à Auteuil près Paris, une malade racornie par l'effet d'un régime brû-
lant, auquel l'avoit livrée un médecin de distinction ; elle fut guérie en restant chaque
jour plusieurs heures de suite dans le bain
tiède.

Ils reconnoissent donc ces praticiens estimables que de l'eau de poulet n'est pas de
l'eau claire , comme certains énergumènes
l'ont publié; mais , semblables à ces enfans
timides qui n'osent pas marcher sans soutien ,
ils appellent à leurs secours la feuille de me-
lisse , celle de l'oranger , la fleur de tilleuil ,
l'éther , l'eau de fleur d'orange et autres
toniques de cette espèce , à qui les médecins
du temps passé ont donné le nom d'antispasmodiques , par la raison que les effets de
ces remèdes palliatifs suspendent comme
par enchantement le spasme , en le déplaçant pour le porter ailleurs ; et que les
malades elles-mêmes préférèrent un soulagement momentané à une guérison radicale , d'autant mieux que celle-ci est longue
à obtenir , et toujours trop longue pour un
sexe frivole qui n'aime que les jouissances et
ne peut supporter les privations.

Ce n'est donc pas sans raison que j'insiste
tant à décrier des remèdes qui ne guérissent

pas, mais qui tuent à la longue ; c'est donc à tort que ces remèdes palliatifs et meurtriers sont appelés depuis plusieurs siècles *antispasmodiques*, dans toutes les pharmacopées anciennes et modernes, et sont employés comme tels. Je dirai encore que c'est par un même préjugé que l'on a donné à certains remèdes des noms et des qualifications que dément leur action.

Je citerai un seul exemple, ce sera la poudre tempérante de Staalh, tant recommandée par son auteur pour calmer les inflammations, et sur-tout celles de la gorge, chaleur d'entraille, rétention d'urine, battement de cœur et palpitation des vaporeuses, dans la vue d'éteindre l'ardeur de tous ces symptômes, tandis quelle les augmente visiblement. La seule composition de cette poudre enlevera l'illusion ; la voici, d'après la pharmacopée de Baumé : *Tartre vitriolé, nitre purifié de chacun neuf dragmes, cinabre purifié deux dragmes ; mêlez ces trois substances sur un porphire.*

Je demande à toutes les facultés de médecine de l'Univers, si dans ces trois substances, il y a quelque chose de tempérant ? Et, si au contraire tout ce qui entre dans la composition de cette poudre n'est pas excitant ? sans en excepter le nitre que l'on nous donne pour rafraîchissant, à qui l'on voit produire tous les jours des irritations, dans certains sujets d'une nature très-sensible.

Il en est de même pour toutes les compositions galéniques et chimiques, annoncées par l'étiquette pour ce quelles ne sont pas, et employées sur la foi de cette même étiquette, telles par exemple que celles que l'on appelle *potion calmante, bouillons rafraîchissans*, etc. Mais pour éviter le reproche d'une prévention indiscrette, j'ajouterai à ce que je viens de dire, l'opinion non suspecte du traducteur de Brown (Weikard) : « Les anciens médecins, nous dit ce zélé traducteur, ne sont pas les seuls qui se sont flattés de posséder un remède spécifique pour chaque partie du corps, puisque ces idées sont encore adoptées par un grand nombre de professeurs de médecine ; c'est ce qu'atteste la manière extravagante dont on divise les remèdes dans les différens ouvrages de matière médicale ».

« On croit qu'il existe des remèdes qui ont la propriété de provoquer l'expectoration, et on les décore du nom d'expectorans ; on attribue à d'autres la faculté d'exciter le *flux menstruel*, et on les appelle *emménagogues*: la division des remèdes en sédatifs, sudorifiques etc., n'est pas moins absurde, ni moins inutile. Ces divisions erronées rendent l'étude de la matière médicale difficile et ennuyeuse. Il est même facile de prouver quelles augmentent l'incertitude du jeune médecin, qu'elles portent la plus grande confusion dans la pratique, et qu'elles ont souvent des suites funestes ».

« Ainsi par exemple on regarde le kermès, la scille, la gomme ammoniaque comme expectorans, tandis que ces remèdes sont très-irritans et très-échauffans ; ce que je viens de dire des expectorans peut s'appliquer aux sudorifiques. (*A plus forte raison aux antispasmodiques*). Mille autres observations pratiques démontrent l'inutilité de semblables classifications, et leur danger. Il est surprenant qu'on s'occupe encore dans un siècle aussi éclairé que le nôtre de pareilles absurdités ; mais il est temps de finir (1) ».

D'après ce qui a été dit ci-dessus, il faut avouer qu'il ne faut rien moins que cette rage anglomane , dont le Français est toujours possédé pour faire l'apologie de la doctrine

______

(1) Voyez *Doctrine Médicale* de Brown, traduite par Weikard, et par Bertin, pag. 54.

médicale de Brown. Je passe volontiers l'anglomanie, quand elle est restreinte à des modes plus ou moins ridicules; mais comment ne pas se révolter contre elle, quand il s'agit de la vie et de la santé? Je viens de faire un dernier effort pour détruire dans l'esprit d'un certain public les impressions qu'a pu faire sur lui ce méchant ouvrage; c'est en lui présentant de nouvelles guérisons opérées par une méthode diamétralement opposée; je l'emporte en cela sur les apologistes de Brown, qui ne me présentent jamais rien. Il y a quarante ans que je fais ce reproche à mes détracteurs, mais peu leur importe, ils me contredisent depuis 40 ans; cela suffit à leur projet.

J'alléguerai en preuve de cette accusation, toute étrangère qu'elle pourroit paroître, le silence affecté qu'à gardé Brown sur mon Traité des vapeurs, ouvrage aussi connu que le sien, puisqu'il a été traduit dans les mêmes langues. Brown, dis-je, ou ses traducteurs, auroient dû censurer un ouvrage qui est si contraire à leur opinion. C'est ce qu'ils n'ont pas fait, ou ce qu'ils n'ont pas osé faire. Est-ce qu'ils auroient craint de réveiller ma vigilance, non encore endormie sous le poids de mes années? Cela est vraisemblable. Que ses partisans sachent donc que je ne dors jamais depuis que j'ai épousé la cause des humains, et que je me suis imposé le devoir de prendre leur défense contre tout ce qui se déclare leur ennemi ; et Brown, et tous ces nombreux traducteurs, sont de ce nombre ; comme ayant publié un système de destruction, avec lequel ils ont voulu, sans doute, empoisonner l'humanité.

NOTICE

SUR

L'ÉLECTRICITÉ, LE GALVANISME

ET LE MAGNÉTISME,

Lue dans la Société Académique des Sciences de Paris, dans sa Séance du 13 fructidor an XI.

ON ne cesse de nous parler de l'électricité, du galvanisme et du magnétisme. On publie constamment leurs succès. Il semble, à entendre leurs panégyristes, que la physique, qui fût toujours l'émule de la médecine, soit devenue sa rivale, et qu'elle lui reproche l'insuffisance des ressources qu'elle puise dans les trois règnes de la nature, ou bien que ces ressources soient entièrement épuisées. On a lu dans la dernière séance de cette société, un mémoire apologétique sur l'électricité, qui étoit accompagné de plusieurs

observations cliniques, d'autant plus intéressantes qu'elles constatent des faits et des guérisons éclatantes ; mais aucun de ces apologistes, que je sache, ne nous a prévenu sur
l'insuffisance de ce tonique puissant, dans
certain cas que je me fais un devoir de désigner (1), encore moins sur ses dangers.

Oui, Messieurs, l'électricité positive a
réussi plus d'une fois dans le traitement de
certaines paralysies ; ce sont celles qui proviennent du relâchement de la fibre nerveuse;
elle a été funeste dans celles qui proviennent
d'une cause opposée (la tension), et celles-ci
sont les plus communes. Ce sont elles qui reprochent à l'électricité et son insuffisance et
ses dangers ; tout médecin, tant soit peu
expérimenté, en a vu plus d'un exemple.

____

(1) M. Mauduit nous parle dans ses rapports des
non succès de l'électricité, mais non de ses dangers.
D'un autre côté, M. Sigaud-Lafond vante ses effets
dans le plus grand nombre de maladies; il cite par
préférence les engelures. Un autre enthousiaste de
l'électricité (le docteur Pâris, médecin à Arles) a
prôné autrefois ses heureux effets sur les hémorroïdes ;
mais il ne trouva personne qui voulut présenter ses
hémorroïdes à la machine électrique ; tous ces médecins enfin parlent des effets miraculeux de l'électricité ; mais aucun, je le répète, n'a parlé de ses dangers.

J'ai vu plusieurs malades dans ce malheureux cas. Une pratique de cinquante ans m'en
a fourni grand nombre; mais pour ne citer que
des exemples nouveaux, j'aurai l'honneur de
vous dire, messieurs, que j'ai actuellement
entre mes mains le citoyen Malardot, commissaire des guerres, déjà cité dans mon mémoire sur l'abus du quinquina, qui arrivé de
Milan à Arles en l'an X, pour me confier sa
santé, avoit entre autres infirmités dépen-
dantes de l'affection nerveuve, un stra-
bisme convulsif sur l'œil droit, produit par
l'électricité positive, appliquée directement
sur cet œil, affecté de goutte sereine, d'a-
près l'assurance qu'on lui avoit donnée que
cet œil reprendroit ses fonctions. Ce stra-
bisme a résisté jusqu'ici aux topiques relâchans et aux bains tièdes, avec lesquels
M. Malardot a rétabli sa santé, mais non
son œil strabismé.

On ne disconviendra pas, j'espère, que ce
ne soit ici un de ces cas où l'électricité positive est dangereuse; quant à la négative, il
seroit inutile d'en parler, puisqu'elle est presque indifférente pour la médecine, quoi qu'en
dise l'abbé Bertholon, l'abbé Sens et autres
apôtres de l'électricité, d'où il faut nécessairement conclure que ce tonique puissant ne

doit être employé que dans les paralysies produites par le relâchement des solides ; ce sont celles que notre estimable collègue a citées dans son mémoire apologétique sur l'électricité.

J'ai appellé l'autre espèce de paralysie dans mes œuvres, l'Hémiplégie spasmodique ; M. de Sauvages , ce professeur célèbre de l'Ecole de Montpellier , n'a pas manqué de la classer dans sa Nosologie méthodique , en l'appellant *Hemiplegia Spasmodica , domini Pomme; an contractura?* ce que n'a pas fait Selle dans sa Nosologie , qu'il appelle mal-à-propos *Pyrétologie*; ce que n'a pas fait non plus le professeur Pinel dans la sienne, qu'il appelle *Nosographie philosophique,* ce que ne fera pas assurément Baumes dans celle qu'il nous prépare dans son laboratoire , attendu que tous ces médecins ne veulent pas reconnoître avec moi la tension de la fibre , comme l'unique cause des maux de nerfs , à l'exemple de Brown et de tous ses partisans.

D'après cet exposé, toute apologie de l'électricité ou du galvanisme , fut-elle étayée d'un plus grand nombre d'expériences favorables, sera toujours défectueuse ; elle déplaira à ceux qui savent combien elle est dangereuse dans le cas cité ; il faudra donc , lorsqu'on voudra parler, d'elle à l'avenir, ne pas se contenter de publier ses merveilles, mais encore faudra-t-il nous parler de ses dangers comme a fait Torti, qui, en parlant du quinquina, a pris pour épigraphe, *de usu et abusu chinæ chinæ*, de même que Baglivi, qui en faisant l'apologie des vésicatoires, d'après Oribase, n'a pas manqué d'intituler le chapitre qu'il a destiné à nous parler de ce remède si usité aujourd'hui, *de usu et abusu vesicantium*. C'est en me conduisant d'après les principes de ces grands hommes, que dans mon mémoire sur l'abus du quinquina, j'ai écrit pour et contre ce puissant spécifique, à l'exemple de Torti, et de tous les médecins qui sont venus après lui.

Ce qui nous apprend, que pour parler avec fruit de l'électricité et du galvanisme, il faut spécifier le cas où l'on peut les employer avec fruit, et ceux où ils seroient nuisibles ; et dire alors, pour la première fois, *de usu et abusu electricitatis ;* bien entendu que l'on présentera, comme j'ai fait moi-même, des faits relatifs à cette double cause.

Vous parlerai-je enfin, messieurs, du magnétisme animal ? dont le prestige et ses effets magiques ont entraîné autrefois le sayant, l'ignorant, les enthousiastes et les hommes superficiels ? En ce cas, j'aurai l'honneur de vous dire que, exerçant à Paris, du temps de Mesmer, je n'ai pas vu avec indifférence les scènes scandaleuses du mesmérisme. J'ai interpellé en conséquence Mesmer., en lui demandant dans les éditions 5e. et 6e. de mon Traité des Vapeurs, pourquoi ce magnétisme n'opéroit que sur certains individus ? Je veux dire sur ceux qui ont la fibre tendue, et qui, conséquemment, sont très-sensibles.

Cette question de ma part étoit assez intéressante pour y répondre. C'est ce qu'il n'a pas fait, et ce qu'il n'a jamais voulu faire, malgré mes pressantes sollicitations, attendu que la solution de ce problême mettoit à découvert toutes les manœuvres de son charlatanisme. Elle découvroit en même temps tout le méchanisme de ces crises prétendues, effet malheureux d'une plus grande irritation que procuroit l'approche, ou le contact du fluide animal ou électrique, sur la superficie du corps ; irritation d'autant plus à craindre, qu'elle laissoit après elle, des impressions très-fâcheuses pour la vertu de celles qui s'y exposoient volontairement ; ce que cet imposteur appelloit des crises, voulant faire entendre par-là aux adeptes, que ces nouvelles convulsions étoient salutaires, bien loin d'être nuisibles, comme elles l'étoient en effet.

J'ai prouvé en outre à Mesmer que son magnétisme n'est autre chose qu'un antis-pasmodique externe, ou plutôt un irritant externe, qui agit avec plus ou moins de force, relativement à l'état de la fibre du sujet, sur lequel on l'applique, puisque celle qui est lâche ne répond pas à son action; ce qui nous fait comprendre que le magné-tisme, bien différent de l'électricité et du galvanisme, n'est bon à rien, ou ce n'est à faire beaucoup de mal, puisqu en agissant exclusivement sur cette fibre tendue, il en augmente le ressort et la sensibilité, ce qui procure ces prétendues crises, sans en ex-cepter le somnambulisme que l'hystéricité a produit tant de fois. Effet magique en appa-rence qui ne surprend que ceux qui n'ont pas suivi, comme moi, l'hystéricité dans toutes ses métamorphoses.

Ce qui m'autorise à vous dire, messieurs, que l'électricité, le galvanisme et le magné-tisme sont trois remèdes puissans, bons et mauvais tout à la fois, quand on les appli-quera indistinctement aux deux espèces de
paralysies

paralysie que j'ai citées. Je fais une grace particulière au magnétisme, en le comprenant dans cette cathégorie; puisqu'il n'est bon qu'à faire du mal, tandis que les deux autres peuvent être salutaires. Celui-là, en effet, est trop foible pour agir sur une fibre lâche, et voilà pourquoi il n'agit pas sur tous les sujets; il est, au contraire, trop fort pour ne pas agir sur une fibre tendue; ce que l'empirique Mesmer connoissoit parfaitement, puisqu'il employoit, en pareil cas, le petit lait et les bains tièdes.

Ceci me conduit, messieurs, à vous parler d'un autre remède non moins dangereux en pareille circonstance, ce sont les eaux minérales chaudes, que nous appellons *thermales*, qui, par les raisons ci-dessus exposées, font le plus souvent plus de mal que de bien à ceux sur qui on les applique. Il seroit donc à souhaiter que les médecins des eaux (j'entends ceux qui sont placés à côté d'elles) sussent faire la distinction des deux espèces de paralysie dont il s'agit ici. Mais soit ignorance, soit préjugé, soit enthousiasme pour un remède qu'ils manient souvent, ils reçoivent avec empressement tous les malades qu'on leur envoie, et les plongent indifféremment dans leur piscine; il ne leur arrive enfin jamais de renvoyer ceux qui sont attaqués de la paralysie spasmodique, ou affectés de spasmes particuliers. Il en est de même pour l'électricité et pour le galvanisme, quand on les applique sur des membres tendus et crispés.

C'est ainsi qu'en s'écartant volontairement du chemin que nous ont tracé nos premiers maîtres, pour ne s'occuper que d'idées frivoles et du merveilleux de notre art, on retarde ses progrès, on rejette avec mépris les préceptes d'Hippocrate; on censure, tant par sa conduite que par ses écrits, la doctrine d'un médecin de l'antiquité la plus reculée (doctrine que Brown a défigurée), qui a partagé toutes les maladies en deux classes distinctes et séparées, celles qui appartiennent au relâchement de la fibre, et celles qui appartiennent à la tension de la même fibre. C'est ainsi qu'en simplifiant la pratique de la médecine, il avoit trouvé le fil du dédale, dans lequel la trop grande science nous a égarés.

Hé! messieurs, faudra-t-il vous le dire? Les médecins de ces premiers temps étoient moins savans que ceux d'aujourd'hui, j'en conviens, mais ils guérissoient; la découverte du nouveau monde n'étoit pas encore faite;

la boëte de Pendore étoit encore fermée pour eux. Boerrhave , cet homme célèbre , ce génie fécond , et beaucoup trop fécond peut-être qui, le premier, a introduit les remèdes chimiques dans la médecine clinique , pour favoriser une théorie hypothétique , n'avoit pas encore paru. La chimie , cette science si lumineuse et si étendue , n'exerçoit pas encore son empire jusqu'au lit des malades; mais ces médecins contemporains d'Hippocrate guérissoient , je le répète ; et nous que faisons nous avec nos nomenclatures toujours nouvelles et toujours de mode , avec nos distinctions scholastiques , en genres et en espèces ; avec toutes nos nosologies , plus ou moins scientifiques, ces pyrétologies , ces nosographies philosophiques , etc. , qui se contredisent entre elles (1) , et qui voulant tout nous apprendre ne nous apprennent rien , si ce n'est des termes nouveaux, tous plus barbares les uns que les autres, qui exigeront bientôt un nouveau dictionnaire (2) ;

---

(1) Selle contredit Sauvages ; Pinel contredit Selle ; et Baumes les contredira tous assurément.

(2) La fièvre putride est appelée par Selle et Pinel, *fièvre adynamique ;* la fièvre maligne est appelée *fièvre ataxique.* Brown a distingué les maladies en

avec ces réticences enfin que la passion a en-
fantées , et non le desir de faire du bien
Que faisons-nous? nous ne guérissons pas.

Si ce reproche scandalise quelqu'un , je le
prends tout pour moi. La médecine , cette
science divine , fût toujours conjecturale ;
vous le savez , messieurs , elle l'est aujour-
d'hui plus que jamais , parce que nous faisons tous nos efforts pour l'obscurcir davantage ; et d'après cet aveu , on peut dire avec
franchise , que celui de nous qui ne fait que
de petites fautes , est le plus habile. Hippocrate en a fait , il n'a pas craint de les publier , j'en ai fait comme un autre ; mais j'en
fais beaucoup moins aujourd'hui , parce que
j'ai corrigé ma pratique , et que ma médecine
est simple ; comme étoit celle de notre premier maître. J'invite mes collègues à suivre
mon exemple , et à profiter de notre propre
expérience.

Les faits ci-après n'étant pas étrangers au
sujet que je traite , attesteront cette vérité.
Une dame , à Paris , que je pourrois nommer ,

---

sthéniques et *asthéniques* ; et Baumes a fait une
classe des *azonétèses* et des *phosphorenèses ,* etc. ;
le *Journal de Médecine* de Paris s'élève aujour-
d'hui contre toutes ces dénominations nouvelles , et
se promet de faire davantage.

avoit chez elle une demoiselle âgée de 35 ans, institutrice de ses enfans. Je fus consulté l'année passée, pour certains maux d'estomac qui tourmentoient, depuis long-temps, cette demoiselle. Je reconnus, à son récit, la cardialgie hystérique; j'ordonne l'eau de veau pour tout remède, et la malade guérit dans un mois, d'un mal très-importun, pour lequel un médecin l'avoit gorgée de médecines et de quinquina, *sans la guérir*.

L'observation qui suit va faire un contraste frappant avec la guérison de cette demoiselle. Cette cure opérée par un moyen si simple et si facile dans son exécution, engagea une jeune dame qui en étoit instruite, à me demander conseil sur son état. Elle étoit sujette à des attaques convulsives qui imitoient l'épilepsie; elle venoit d'éprouver une de ces attaques quand elle me consulta; la violence de celle-ci avoit été portée si loin, que ses bras étoient encore meurtris; elle me les montra; instruit, par les symptômes, que cette dame étoit hystérique et non épileptique, j'ordonne l'eau de veau pour boisson ordinaire, les bains tièdes de trois heures, et le régime le plus rafraîchissant, bien différent de celui qu'elle observoit; ce qui ne lui plût pas.

O 3

Cette dame voulut consulter le médecin dé l'institutrice ; elle lui raconta son histoire, et celle de la guérison de cette demoiselle. Celui-ci, craignant qu'on arrachat de ses mains sa malade, la détourna du chemin qu'elle alloit prendre, et lui conseilla, quoi? je frémis quand j'y pense; 1°. l'émétique; 2°. plusieurs saignées tant du bras que du pied; 3°. des vésicatoires; 4°. des sangsues au siége ; 5°. des ventouses sur la nuque du col.; ce qui fut exécuté; et comme tout alloit de mal en pis, il ordonna le *moxa* pour dernière ressource. La malade déjà épuisée s'y refusa; elle revint à moi au sortir de cette crise, plus malade que jamais.

Cette triste aventure n'est pas sans exemple ; elle me rappelle celle que j'ai citée dans mon Traité des Vapeurs, dont je répéterai ici le détail. Madame de Lubomirska, princesse de Pologne, arriva de Varsovie à Paris pour me confier sa santé en 1770 ; elle avoit avec elle une de ses femmes de chambre, jeune et belle, qui étoit affectée des mêmes infirmités que sa maîtresse ; c'étoit le dérangement de ses règles, des maux d'estomac, la constipation, accompagnée de ventosités qui la tourmentoient beaucoup, et pour tout dire, des vapeurs et des convulsions. J'ordonne à cette demoiselle ce que j'avois prescrit à la princesse ; mais cette fille avoit apporté, en partant de Varsovie, une lettre de recommandation pour un médecin de Paris, frère du médecin du roi de Pologne. Celui-ci la détourna des conseils que je lui avois donnés, en censurant ceux que j'avois donné à la princesse. Il traita cette fille avec des pillules purgatives, et avec des emmenagogues, ne fut-ce que pour faire un défi à la méthode contraire, mais la pauvre demoiselle fût ensevelie dans trois mois. Je pourrois citer plus d'un exemple de cette espèce, si je ne craignois d'offenser des médecins que je respecte, et qui néanmoins se sont rendus coupables de pareils meurtres.

Quand est-ce donc que l'on abandonnera ces anciens préjugés, enfans d'une routine aveugle, et plus encore d'un amour propre déplacé. Je ne répéterai pas, *jamais*. J'aime à croire, au contraire, que le temps est arrivé où les médecins se disposent à faire ce sacrifice.

MACHIAVÉLISME
MÉDICAL.

J'ai parlé plus haut d'un certain machiavélisme qui nous déshonore, il est temps de le divulguer. Je dirai donc que ma médecine beaucoup trop simple, contrarie si fort les médecins et les apothicaires, qu'ils la décrient de toutes leurs forces. Ils osent même avancer qu'elle est meurtrière ; et de calomnie en calomnie, ils citent verbalement des faits à l'appui de cette singulière assertion. D'un autre côté les Journaux de Médecine, ces dispensateurs arbitraires des faveurs de la renommée, se sont coalisés sans doute pour ne pas annoncer mes observations, ainsi que celles que différens médecins leur envoient, quand elles sont favorables à ma doctrine ; ce dont je me suis plaint déjà plusieurs fois dans mes œuvres, en fournissant les preuves évidentes de cette accusation.

Mon Mémoire sur l'abus du quinquina, ma Notice sur l'électricité, le galvanisme et le magnétisme, celle-ci adressée au Journal de Médecine le jour même que j'en fis la lecture à la Société Académique des Sciences de Paris, n'ont pas été annoncés, et ne le seront jamais. Cet ouvrage sans doute aura le même sort (1). On sent bien que si je les avois envoyés au Journal de Médecine de Montpellier, ils n'auroient pas été plus heureux ; de sorte que la vérité ne peut pas se faire jour.

---

(1) Le *Journal de Médecine* de Paris n'a pas annoncé en effet mon Mémoire sur l'abus du quinquina, mais il s'est empressé d'annoncer, dans le mois de ventose dernier (an XII), les réflexions critiques d'un médecin de Tarascon, sur ce Mémoire. Ces réflexions sont étayées de quelques observations assez indifférentes pour la contestation. La première publie la guérison d'une fièvre pernicieuse par le quinquina à forte dose ; ce qui ne surprendra personne, puisque j'ai dit, avant ce critique, que c'étoit, en pareil cas, le triomphe du quinquina, et j'en ai cité des exemples. Dans le second, il parle d'une jeune fille attaquée d'une fièvre quarte qui avoit duré pendant 18 mois, par la raison, dit-il, que cette fille n'avoit jamais voulu prendre du quinquina : *quel entêtement !* Forcée enfin de recourir à ce spécifique, elle le prit en bols, composés d'une once de quinquina en poudre, de seize grains de tartrite de potasse antimonié (*l'émétique*) et de sirop d'absynthe. Ce remède, beaucoup trop actif pour une fille de 19 ans, dont les règles étoient supprimées, irrita si fort le genre nerveux, que la fièvre quarte fut changée en

Mais n'importe, elle triomphera tôt ou tard, cette sainte vérité. Je suis assez fort, avec le secours des malades que je guéris, pour la faire connoître, sans que je prétende faire parler par force des Journalistes sourds et muets, quand il s'agit de lui rendre hommage; et pour les faire taire, quand ils s'aviseront de parler de moi avec mépris et sans respect

---

tierce, que ce médecin traita encore de la même manière et sans fruit. Mais les accès cédèrent enfin, nous dit-il, à l'usage des tempérans et à l'influence du printemps; de sorte que l'on peut dire avec vérité que les tempérans la guérirent, et non le quinquina, grâce à l'entêtement de la malade, qui n'en voulut pas prendre. Il cite ensuite un homme qui a gardé la fièvre quarte pendant deux ans, et qu'il n'a pu guérir conséquemment avec le quinquina. Il cite enfin des fièvres qu'il appelle *simples*, qu'il n'a pas guéries non plus avec le quinquina, mais qui ont été aggravées par ce remède, et qui se sont terminées par l'hydropisie. C'est d'après des observations de cette espèce que ce critique mal-adroit conclut qu'il n'adoptera jamais ma pratique. *Fiat.* Le *langage* qu'emprunte ici le médecin de Tarascon est celui de la nouvelle chimie (*tartrite de potasse antimonié*); ce qui annonce un jeune médecin, si ce n'est pas un jeune étourdi, qui a voulu faire parler de lui; mais une critique aussi déplacée ne lui fera jamais honneur, et encore moins les observations ci-dessus qui déposent contre lui.

pour un vieux médecin qui a tout vu, à qui il reste encore toute la force du zèle et la vigueur de l'esprit, assez généreux enfin pour vouloir les instruire malgré eux, je trouverai, je l'espère, d'autres Journalistes qui me serviront avec joie.

C'est par cette même intrigue que les médecins de toutes les nations se sont empressés de traduire chacun dans leur langue, l'ouvrage de Brown ; qu'ils ont fait une secte qu'on appelle les *Browniens*, sans qu'aucun de ces traducteurs se soit avisé de parler de moi, ni en bien ni en mal, quoiqu'ils sachent parfaitement que je suis l'antagoniste prononcé du médecin d'Edimbourg, et que mon Traité des vapeurs ait été traduit dans les mêmes langues, ce qui découvre leur foiblesse ou leur mauvaise foi. Tel est le machiavélisme dont j'entends parler ; machiavélisme tout-à-fait criminel, puisqu'il intéresse la vie des hommes.

J'entends les coupables se plaindre de moi; mais les vrais médecins, ceux qui exercent leur profession avec honneur, et en vue du bien public, me loueront au contraire. Ils exalteront mon courage, ils trouveront peut-être que je n'en dis pas assez pour terrasser le monstre que je combats ; car la France, l'Angleterre, l'Italie, l'Espagne, le Portugal, l'Allemagne et tout le Nouveau Monde, ne présentent aujourd'hui que des victimes de l'art, et s'il faut en fournir une nouvelle preuve, la voici :

Cette affection du genre nerveux qui étoit méconnue avant moi, et qui dépend de la tension de la fibre, et non de son relâchement, est aujourd'hui plus commune que jamais. Je l'avois taxée avant la révolution aux deux tiers des maladies chroniques ; mais les passions de l'âme qui ont été les suites de cette révolution ; les maux que l'on a soufferts, tant au physique qu'au moral, n'ont pas détruit ce calcul, tant s'en faut, puisqu'aujourd'hui cette affection des nerfs se présente dans le plus grand nombre des maladies aiguës, comme elle se présentoit autrefois dans les maladies chroniques. On la trouve, enfin, presque par-tout ; et si quelque individu, privilégié par la nature, né avec une disposition organique tout-à-fait contradictoire avec la tension de la fibre, et avec cette sensibilité qui en émane, peut faire une exception ; une médecine usuelle et domestique, toujours brûlante, un régime toujours incendiaire, en thé, en café, en vins, en liqueurs et en épices de toute espèce, corrige bientôt cette disposition ; de sorte que cet individu relâché par nature passe bientôt aux extrêmes.

C'est en cela que notre médecine actuelle aggrave encore les effets de notre révolution ; et c'est précisément dans cette circonstance que l'on affecte d'annoncer une nouvelle édition de la Doctrine médicale de Brown, dans laquelle cet auteur stipendié par la pharmacie , ose avancer que sur cent malades pris au hasard , quatre-vingt-dix-sept sont asthéniques, et les trois autres seulement sont sthéniques ou tendus , ce qui fait le contraste le plus frappant entre sa doctrine et la mienne ; car je pourrois dire , au contraire , que sur les cent malades en question , quatre-vingt-dix-sept sont tendus et les trois autres seulement sont relâchés ; ce qui est attesté par nombre de malades qui ne cessent de se plaindre d'avoir été traités avec des remèdes échauffans , et par ceux qui s'adressent à moi de toutes les parties de la République, que je guéris , en suivant une méthode contraire à celle de Brown, guérisons d'autant plus concluantes, que c'est en corrigeant les fautes des médecins Browniens que je les opère (1).

______

(1) J'ai vu ces jours derniers, à Paris, une jeune fille, âgée de 7 ans, dans le plus déplorable état,

L'électricité et le galvanisme ne sont pas étrangers à cette erreur. Et en effet, on s'obstine à ne vouloir pas reconnoître la cause de la plupart des maladies incurables, dont chaque ville abonde, et l'on a recours à des moyens étrangers, toujours suspects, et toujours insuffisans ; tandis que l'on guériroit

---

dans lequel l'a réduite un médecin brownien. Cette fille avoit été attaquée d'une fièvre putride simple, que l'on auroit guérie en peu de jours ; mais on l'a tellement accablée de purgatifs, de vermifuges, de quinquina et de vésicatoires répétés, que la fièvre dure depuis soixante-huit jours. Le corps de cette fille est atrophié ; une faim canine la dévore ; elle est agitée continuellement ; elle ne dort point ; elle a des crispations douloureuses dans les jambes, occasionnées sans doute par un vésicatoire qui flue encore ; elle pleure ; elle crie nuit et jour ; elle trouble les voisins ; elle m'égratigne quand je lui tâte le pouls ; elle ressemble enfin à une enragée ; et néanmoins on lui donnoit un certain syrop antiscorbutique qui est à la mode, et le quinquina.

A ce tableau, on reconnoît la pratique meurtrière de Brown. C'est après avoir gémi sur le sort de cet enfant, que j'ai prononcé en faveur du bain tiède, seul remède qui puisse réparer le mal que l'on a fait, sans oser me flatter qu'il réussira ici comme ailleurs, vu les progrès qu'a fait la maladie.

P. S. *Le père* (M. Bœuf) *vient m'apprendre, au moment où je corrige cette épreuve, que sa fille est entièrement rétablie.*

ces incurables prétendus en se conduisant,
comme moi, et d'après ma méthode. On
leur épargneroit, en même temps, ces nouvelles épreuves auxquelles on les soumet à
pure perte, et le plus souvent au détriment
de leur santé; mais on ferme les yeux à la lumière de l'expérience qui vient nous éclairer;
on se laisse séduire par le merveilleux de notre
art; on s'y livre avec une entière confiance.

Le physicien se présente avec ses instrumens; il appelle à lui les sourds et les muets;
tandis qu'il laisse à côté de lui des aveugles
volontaires, qu'il guériroit avec les seules
armes de la persuasion, s'il étoit de bonne
fois; sans recourir à ces secousses électriques
ou galvaniques, à ces foudres artificiels qui
ne laissent le plus souvent, après eux, que
le bruit de leurs éclats (1). On se dit physicien avec orgueil; on se dit philosophe par

---

(1) Les apôtres de l'électricité, ceux du galvanisme,
et cette société illustre dont l'occupation est de sur-
veiller leurs effets, espèrent sans doute qu'il sortira
avec leurs étincelles un nouveau soleil qui éclairera
les humains; et moi je leur prédis que toutes les in-
flexions qu'ils donnent à leur esprit, n'empêcheront
pas que l'application de l'électricité, comme celle du
galvanisme, ne soit nuisible aux deux tiers des malades qui y auront recours, à ceux enfin dont les
fibres ne sont point relâchées, mais tendues.

ostentation et par mode, sans l'être, et sans mériter de se décorer d'un si beau nom (1). On change tous les termes de la médecine ancienne, pour n'être pas entendu ; et en effet on ne s'entend plus, et le cahos dans lequel nous vivons ressemble à celui qui existoit avant la création. Si nos prétendus philosophes veulent bien l'avouer, la vraie médecine n'existe plus, à en juger seulement par les écrits de Brown, Baumes et compagnie.

O vous! Gouvernement paternel sous lequel nous avons le bonheur de vivre et d'exister. O vous! que je chéris et que j'honore.

---

(1) Je ne connois d'autres philosophes que ceux qui prêchent la sagesse, et qui sont conséquemment raisonnables et chrétiens. Les autres affichent, non de la vraie philosophie, mais un philosophisme cynique et impudent, à en juger par les écrits les plus modernes. Qu'ils lisent donc, ces ennemis de Dieu et des hommes, les ouvrages immortels d'un médecin plus renommé que tous les sectateurs de ce philosophisme (Fréderic Hoffmann), qui, en s'élevant avec force contre cette secte impie, lui a consacré le chapitre suivant : *De atheo convincendo sola structura corporis humani;* et alors ils changeront de langage; nous les lirons sans peine et sans effroi, au lieu de les censurer avec mépris, sans pouvoir nous en défendre.

Je

Je viens de vous instruire. Frappez, et vous disperserez d'un seul coup cet essaim de novateurs, qui, par leurs systêmes meurtriers, font des hommes qui ont recours à eux, autant des martyrs (1). Surveillez ces écoles modernes, ne permettez pas qu'elles s'écartent jamais des préceptes de notre premier maître, qui en savoit plus qu'elles, et aux leçons duquel elles sont forcées de recourir, si elles veulent faire du bien à nos semblables. Que la chimie toujours plus féconde se borne à fournir ses nouvelles découvertes aux arts, qu'elle vivifie et qu'elle nourrit, et qu'elle ne s'avise pas d'introduire chez nous un idiôme nouveau, inintelligible, qui annonce la trop grande influence, et l'empire qu'elle voudroit exercer sur nous. Nous avons d'elle l'anti-

______

(1) Pour justifier ce reproche, je dirai que le système des médecins du jour, de Paris, est en faveur du sublimé-corrosif, que l'on emploie non-seulement dans la vérole, mais encore dans presque toutes les maladies chroniques. Les médecins de Londres donnent la préférence à l'arsénic, d'après une consultation que j'ai sous mes yeux; et ceux de Vienne se replient sur l'aconit, la *bella dona*, et autres poisons de cette espèce, ce qui m'autorise à leur dire, d'après Cicéron : *quo usque tandem abutere patientia nostra?*

Tome III. P

moine avec ses différentes préparations; le mercure avec les siennes; cela nous suffit, à quelque chose près; c'est avec la plus vive reconnoissance que nous les employons, puisque c'est toujours avec fruit. Mais nous la supplions de porter ailleurs ses trésors, et tout rentrera dans l'ordre.

Chemiæ usus in medicina nullus, aut fere nullus, nous dit Staalh. Ce médecin savoit combien la chimie étoit inutile à la médecine, pour ne pas dire nuisible, et il n'est pas le seul; car son opinion, très-vraie à cette époque, l'est encore plus aujourd'hui, d'après l'aveu de M. Cabanis, qui nous dit, dans son ouvrage déjà cité : « que le nouvel éclat que les chimistes modernes donnent à cette science, et les efforts très-louables de quelques-uns d'entre eux, pour en rendre les découvertes directement utiles à l'art de guérir, ne paroissent point encore avoir donné des résultats bien étendus, et sur-tout bien sûrs ».

S'il étoit nécessaire que j'entassasse ici preuves sur preuves en faveur de l'opinion de Staalh, j'en fournirois tant et tant que je serois prolixe ; et comment les ramasser dans un seul volume, sans devenir fastidieux? Je me bornerai donc à la citation d'un seul fait, que je puise dans un ouvrage estimé; je l'offre à la méditation des savans, et sur-tout à nos médecins exclusivement chimistes et pharmaciens, dont je voudrois opérer la conversion. Les partisans de l'electricité, ceux du galvanisme et ceux du magnétisme, trouveront dans cet exemple dequoi ralentir leur zèle, et une preuve incontestable, que nos corps, tous plus ou moins électriques, par nature, ne doivent être livrés qu'avec circonspection à des moyens qui puissent augmenter le principe igné que nous portons avec nous. Ecoutons ce récit sans prévention, et profitons-en.

On lit dans la Décade Philosophique, littéraire et politique, n°. 35, an XI, page 50, ce qui suit : *Dictionnaire des Merveilles de la Nature, par A. J. S. D., professeur de physique, seconde édition.*

« On ne blâme point, nous dit le Rédacteur de cette feuille savante, les jeunes auteurs qui dans leur début n'hésitent pas de faire connoître leur nom au public. Cette audace à quelque chose de franc et de courageux; mais qu'un savant prenne l'anonyme, en donnant une nouvelle édition d'un ouvrage généralement estimé, c'est un trait de modestie peu commun. Sans chercher à lever le voile transparent dont M. A. J. S. D. juge à propos de se couvrir, nous nous arrêterons un moment sur cette intéressante production. L'évènement que nous allons raconter, d'après l'auteur du Dictionnaire, a été observé par Bianchini, médecin de Vérone, et communiqué par Paul Rolli, à la Société Royale de Londres ».

« Madame la comtesse Cornelia Bandi, de la ville de Cesène, âgée de 62 ans, se portoit à merveille, lorsqu'un soir on observa, pendant son souper, quelle étoit pesante et assoupie. Elle se retira pour se coucher. Quand elle eût passé trois heures à causer avec sa femme de chambre, et à faire ses prières, elle s'endormit, et on ferma sa porte. Le lendemain la femme de chambre, voyant que sa maîtresse ne se réveilloit pas à son ordinaire, entra dans sa chambre et l'appella; elle n'eût point de réponse; craignant alors quelque fâcheux accident, elle ouvre la porte et la fenêtre, et vit le corps de sa maîtresse dans l'état déplorable que nous allons décrire ».

« A quatre pieds de son lit étoit un tas de cendres, dans lequel on distinguoit deux jambes entières, depuis les pieds jusqu'aux genoux, avec les bras. Entre ses jambes étoit la tête de cette dame, dont le cerveau, la moitié du derrière du crâne, et toute la peau étoient réduits en cendres, qui avoient cette qualité particulière, qu'en les touchant, elles laissoient aux doigts une humidité grasse et puante. On observa que l'air de sa chambre étoit chargé d'une espèce de suie légère. Il y avoit sur le plancher une petite lampe sans huile, couverte de cendres; rien n'avoit été d'ailleurs dérangé dans l'appartement ».

Le savant rédacteur de cet extrait ne doute pas que cette dame n'eût été consumée par un feu intérieur, qui, concentré d'abord dans la poitrine, a commencé par lui donner la pesanteur, qu'on lui avoit observée à souper. Il conjecture de là que ce feu s'étoit développé pendant le sommeil; et cette dame en ayant senti l'impression, elle s'étoit levée pour prendre l'air, et pour aller peut-être ouvrir la fenêtre; mais qu'elle n'a pu gagner qu'à quatre pieds de son lit, où elle a été saisie par les violens efforts, auxquelles elle a succombé.

Je pense, dit Lecat à ce sujet, que l'embrâsement a commencé par les entrailles, et par les matières contenues dans l'estomac et dans les intestins; et que les jambes, le sommet de la tête et quelques doigts ont été con-

servés, comme étant les parties les plus éloignées de ce foyer.

Le marquis Scipion Maffei, qui a écrit sur
cette évènement, dit que cette dame avoit
coutume de se frotter le corps avec de l'esprit dé vin camphré. Il pense avec raison
que l'usage de cette drogue est une des causes de ce phénomène, qu'il regarde comme
une espèce de foudre particulière à l'économie animale.

Cinq faits semblables sont consignés dans
les Mémoires de la Société Royale de Londres. Les trois premiers sont publiés dans ce
recueil ; M. Lecat fût temoin du quatrième,
et le cinquième lui fut raconté par un curé de
Bretagne. Tous ces évènemens, heureusement très-rares, attestent l'existence d'un
principe igné chez les honîmes et chez les
animaux, plus où moins surabondant, mais
toujours susceptible lorsqu'il est excité, de
devenir un principe de mort.

Il est prouvé par les cinq exemples cités ci-
dessus, et publiés avec la plus grande authen-
ticité, qu'il existe réellement dans l'homme
et dans les animaux un principe igné qui,
dans l'état de santé, doit être en équilibre
avec les autres élémens qui entrent dans la
structure de nos corps. On ne disconviendra

pas non plus que ce principe igné n'ait été excité, chez cette dame, par l'usage journalier de l'esprit de vin camphré, avec lequel elle frottoit son corps, pour fortifier des membres relâchés en apparence, qui, vraisemblablement, étoient secs et tendus.

Cette supposition ne paroîtra pas gratuite, puisqu'on ne voit aujourd'hui que relâchement, là où il n'y a que tension et sécheresse, et que d'ailleurs un corps relâché ne se seroit jamais consumé par un feu intérieur, qui n'est jamais chez lui surabondant; et voilà pourquoi tant de paralytiques reviennent des eaux thermales, mutilés, estropiés, finissent par être racornis, et meurent dans les tourmens d'une contraction de nerfs qui ressemble à la torture, dont j'ai fourni des exemples. J'en ai vu un, entre autres, qui a resté pendant trois ans dans son lit de douleur, en jettant continuellement les hauts cris. La contraction des nerfs cruraux étoit si forte, que ses jambes se replièrent sur les fesses.

J'ai vu encore une fille de 50 ans, dans un état à-peu-près semblable. La même contraction força la tête du femur, du côté gauche, à sortir de sa cavité. Que l'on parcoure tous les départemens de la république, et l'on sera frappé d'étonnement à la vue de cette quantité de malheureux qui reprochent aux excitans, aux fortifians, aux spiritueux, enfin, avec lesquels on les a constamment traités, de les avoir réduit dans ce triste état, tandis que les bains tièdes les auroient guéris (1).

Quand on a vu à Paris M. de Broglie, évêque de Noyon, cité dans mes ouvrages, montrer à toute la faculté son épine du dos, qui avoit plié aux efforts douloureux de ce racornissement, par l'effet d'une médecine irritante; et que l'on a vu, ensuite, cette épine du dos se redresser, les douleurs cesser, à la faveur des bains longs et multipliés, peut-on méconnoître de pareils effets?

Quand on a vu ensuite ce même prélat, si bien guéri, qu'il assista, à Reims, au sacre de Louis XVI, en vertu de la place qu'il occupoit auprès de lui, retomber dans son premier état, par l'effet d'un régime inconsidéré, et se livrer ensuite, par une foiblesse impardonnable, et par des conseils perfides, au sublimé corrosif, conseillé par Bordeu;

---

(1) Je vois actuellement à Paris un malade racorni (M. de Quinsac) qui a perdu l'usage de ses mains et de ses jambes, par l'effet des toniques et de tous les irritans de la pharmacie, auxquels il a été livré pendant deux ans et plus, sous le prétexte d'un rhumatisme.

aux pilules fondantes et purgatives, conseil-
lées par Vernage; aux bouillons de vipère,
conseillés par Tissot; à l'eau de Rabel, par
les intrigues clandestines de Lamothe, son
médecin ordinaire; peut-on encore une fois
méconnoître de pareils effets (1).?

Quand on a vu tout à l'heure, à Arles,
Mde. Laugier, citée ci-dessus, pliée en deux
par l'effet de ce même racornissement, et
redressée ensuite par deux cent cinquante
bains tièdes, qui emportèrent en même temps
les douleurs inséparables d'un tel état. Peut-
on, après tous ces exemples, ne pas croire
au racornissement des nerfs, et lever les
épaules quand on entend raconter les douloureux effets de ce racornissement, parce

---

(1) Ce fut en mon absence, et quand j'eus quitté
Paris, à cause de ma santé, qui étoit alors entièrement
détruite par mes travaux, que plusieurs médecins s'em-
parèrent, en 1776, de l'esprit de M. de Noyon, et le
mirent dans une situation à désespérer de sa vie; ce fut
alors que ce malheureux souffrant pour la seconde fois,
revenu de son erreur, voulut venir me trouver à
Arles. Il part, en effet, accompagné du baron de
Bon, son ami. Une fois arrivé à Lyon, celui-ci le
détourna de son projet; il lui fit entendre qu'il falloit
aller à Montpellier, et non à Arles. M. de Noyon
obéit. Il arrive donc dans cette ville célèbre, dont le
seul aspect inspire la confiance; on le livre à M. Bar-

que l'on veut absolument les attribuer au rhumatisme ?

Et vous prôneurs exagérés du quinquina, de l'éther vitriolique, du camphre et autres remèdes irritans que vous avez sous la main, avec lesquels vous composez vos ordonnances du jour, et celles du lendemain ; que répondez-vous à la vue de tant de meurtres ? Que répondez-vous, enfin, à la vue du cadavre consumé de Mde. Bandi ? Rien sans doute ; vous contemplez ses cendres, qui ne vous disent rien ; tandis qu'ils apprennent aux moins clairvoyans, que vous en êtes les auteurs.

En effet, chez madame de Cligny, citée plusieurs fois dans mon Traité des vapeurs, qui a gardé le lit pendant vingt-sept ans, par

---

thès. Ce professeur distingué trouva la maladie déjà trop avancée pour prognostiquer favorablement. M. de Noyon m'appela auprès de lui ; j'arrive à Montpellier ; j'entends de sa propre bouche tout ce que la confiance, la reconnoissance et les regrets pouvoient lui inspirer ; mais il n'étoit plus temps. Je l'engageai alors, de concert avec M. Barthès, à retourner sur ses pas. Il y retourna, en effet, et mourut à Noyon, un mois après son arrivée, de la phthisie la plus confirmée, et des suites du sublimé-corrosif et de l'eau de Rabel, que Lamothe lui faisoit prendre à son insu dans ses alimens et dans sa boisson ; fait qui a été vérifié par la famille et par moi avant sa mort.

l'effet de tout ce que la pharmacie a pû inventer (1), n'étoit-ce pas ce principe igné surabondant, qui échauffoit l'eau du bain froid, dans lequel elle a été plongée journellement plusieurs heures de suite, pendant un an entier (2), si elle a voulu obtenir sa guérison, comme en effet elle l'a obtenue; et tant d'autres nerveuses qui ont eu la même patience qu'elle, et qui en ont éprouvé les mêmes effets?

N'est-ce pas encore ce principe igné surabondant, qui entraîne avec lui la raréfaction de l'air intérieur, et qui produit ces éclats auxquels vous ne voulez pas croire, parce que vous ne les connoissez pas; attendu que, ne vous occupant qu'à faire des racornis avec votre médecine irritante ou excitante, vous n'êtes jamais appellé pour les guérir?

N'est-ce pas, enfin, ce principe igné surabondant, qui procure tous les symptômes hystériques, sans que vous puissiez le contester? Et cependant vous ne vous occupez qu'à l'allumer davantage avec vos antispas-

---

(1) Madame de Cligny me demandoit un jour de lui citer une drogue qu'elle n'eût pas prise.

(2) J'ai dit ailleurs que je n'employois le bain froid que dans le cas où la raréfaction de l'air intérieur dominoit sur la tension de la fibre.

modiques ; et non-seulement vous ne guérissez pas, mais vous faites des incurables, pour ne rien dire de plus.

Que penser et dire à la vue de tous les maux que vous procurez? Se taire, c'est pusillanimité. Parler et dévoiler votre impéritie, c'est répondre au cri de sa conscience; c'est prêcher la vérité, en dépit de tout blâme et de tout événement; c'est ce que j'ai voulu faire de mon vivant. Bien différent en cela du trop fameux Dumoulin, ce praticien infatigable, qui attendit son dernier moment pour faire un aveu à-peu-près semblable : « *Je laisse, dit-il, trois grands médecins* « *après moi, savoir, la diète, l'exercice* « *et l'eau* ».

Mais Dumoulin fit son procès, en faisant cette profession de foi, à une époque aussi tardive; car s'il eût parlé trente ans plutôt, il n'auroit pas laissé deux millions à ses héritiers, en se jouant des plus crédules, et en trompant un public toujours ignorant, avide du merveilleux, et admirateur de ce qu'il ne conçoit pas.

Si une feuille du jour ma fourni le détail circonstancié de la mort funeste de mad. la comtesse Cornelia Bandi, et non les journaux de médecine qui ne parlent de moi que pour m'offenser ; j'ai cru qu'il me seroit permis de compulser les autres feuilles périodiques, dans lesquelles je pourrois trouver quelque chose de relatif au sujet que je traite. J'ouvre en conséquence le Journal de Paris, du 15 vendémiaire an XII, pag. 30, dont le rédacteur n'est pas médecin; et celui-ci, voulant prendre ma défense, s'exprime en termes plus expressifs, que ceux que j'ai employés jusqu'ici. Ecoutons-le :

Extrait apologétique du Mémoire sur l'abus du quinquina.

« Plus on réfléchit sur ce qui se passe autour de nous, nous dit le rédacteur de ce journal, plus on seroit tenté de penser que, depuis l'établissement de la société, les hommes sont en guerre avec la nature. On lui dispute tous ses droits; on change toutes ses formes; on décline toutes ses lois; on refuse toutes ses offres; on méprise toutes ses inspirations; on la regarde enfin, comme une vieille grand-mère, bien bonne, si l'on veut, bien riche, aimant bien tous ses enfans; mais rien chez elle n'est au goût du moment; mais elle suit une vielle routine, dont elle ne se corrigera pas; mais on n'entend plus son langage; mais bref....

elle radote, et ses chers enfans seroient tentés de la faire interdire ».

« Je ne veux, pour exemple, que la médecine qui, originairement issue de la nature, a fait divorce avec elle, et paroît plus occupée de la combattre que de la seconder. Il y a, dit-on, des maladies que l'homme s'est malheureusement procurées à lui-même, et dont les causes ni les remèdes n'ont pû entrer dans le premier plan de la création. Selon ces anti-naturalistes, l'homme qui a fait le mal doit le réparer, et opposer les fruits de ses méditations aux effets de son imprévoyance. Ils disent que toute chair a corrompu sa voie, mais ils ne voient pas que tout esprit avoit donné l'exemple à toute chair ; se conduisant l'un et l'autre comme deux aveugles à une perte certaine. N'importe; la présomption est de toutes les maladies, celle dont l'homme guérit plus tard. La science a fait éclorre à ses yeux tant de prodiges, qu'il croit ne devoir désespérer de rien. Il a vu, plus d'une fois, que le mélange de deux bonnes choses peut devenir nuisible, et que celui des deux choses nuisibles peut devenir salutaire. Il a cru par ce moyen pouvoir tout maîtriser; et glorieux de sa découverte , le savant a pensé comme le premier homme, qu'il avoit enfin la connoissance du bien et du mal ; mais j'ai peur que des deux côtés, il n'y ait égalité de profit ».

« Que dirons-nous par exemple, de ces magasins fastueux qui frappent nos regards à tous les coins des rues ? Trésors immondes et funestes de tout ce que la nature et le travail ont de plus dégoûtant et de plus dangereux ; tout est classé , rangé , étiqueté ; l'ordre , la propreté , l'élégance même règnent au-dehors de ces arsénaux de médecine. Mais en pensant à tout ce qui en sort, on est tenté de chercher lequel a été le plus salutaire de l'invention de la pharmacie ou de la poudre à canon ».

« Un partisan éclairé de la nature ; un homme qui a vieilli , comme Epicure , en s'instruisant toujours ; un homme conduit par une longue étude de la vraie science, et par la vraie science au mépris de la fausse. Un médecin , dans toute l'étendue du terme , illustré, depuis long-temps dans son inquiétante profession, par les victimes qu'il n'a cessé d'arracher à la mort ; et qui, avec les secours les plus simples , en apparence, a remporté sur l'ennemie commune , autant de triomphes, que ces adversaires, armés des plus redoutables inventions de l'art , ont

éprouvé de catastrophes. M. Pomme, en un
mot, accoutumé depuis long-temps à relever
ces funestes erreurs de la médecine, jette
de nouveau le gant à leur nombreux défenseurs. A lui seul, il défie la société entière;
c'est une armée qu'il attaque; mais avec l'expérience de Nestor, et la force d'Achille, et
à la manière dont il se présente, on croit
voir un géant aux prises avec des pigmées ».

. « M. Pomme signale dans cet écrit deux
grands ennemis de l'humanité; la fièvre et
le quinquina; et je crois même, que s'il pouvoit pardonner à l'un des deux, ce seroit à
la fièvre, parce qu'elle se consume elle-
même; au lieu que les ravages du quinquina
vont toujours en croissant; et que cette fièvre,
dont il a l'air de nous débarrasser, il ne fait
que la comprimer et la renfermer dans des
retraites inaccessibles à tout ce qui pourroit
la déloger. Elle se tient là comme un monstre
qui a su dérober ses traces au chasseur, et
trouver une caverne à l'abri de ses pour-
suites. Elle y reprend de nouvelles forces;
et peu après, elle se fait reconnoître par de
nouveaux ravages ».

« Le quinquina est employé de nouveau à
plus forte dose et avec la même apparence
de succès; mais la fièvre se renferme de nou-

veau

veau dans ces azyles ignorés, pour se montrer encore, dans la suite, d'une manière
plus désastreuse sur un corps, dont le systême nerveux a été désorganisé par le plus
vif des stimulans. De-là mille contre-temps
imprévus, mais qu'on auroit dû prévoir, et
qui achèvent le dérangement de la machine;
et bientôt les rouages de l'horloge de la vie,
ainsi accélérés et démontés par une main
ignorante, amènent une heure où le médecin a bien quelques reproches à se faire, mais
ou sa partie adverse n'a plus le mot à dire ».

« Telles sont, suivant M. Pomme, les
déplorables suites de la mode nouvelle du
quinquina à grande dose. Ce n'est pas qu'il
ne rende justice à cet héroïque fébrifuge,
qu'on peut seul opposer à la fièvre d'accès,
ainsi qu'aux fièvres putrides, pernicieuses et
malignes; il l'a lui-même employé plus d'une
fois de la manière la plus décisive. Mais en
saississant le moment de l'administrer, et sur-
tout en lui associant des remèdes qui deviennent le contrepoison de tout ce qu'il pourroit
avoir de nuisible; M. Pomme se servoit alors
du quinquina, comme on se serviroit d'un
homme suspect, dont le talent peut être nécessaire, mais auquel on donne un adjoint
qui répond de sa conduite.

Tome III. Q

Les adversaires de M. Pomme lui objectent, depuis long-temps, la foiblesse de ses moyens de prédilection. L'eau de poulet, l'eau de veau et les bains tièdes, paroissent ne devoir faire que de l'eau claire; mais, suivant M. Pomme, ces Messieurs devroient savoir, que ce poulet ou ce veau fournissent à l'eau, qu'ils empreignent de leurs principes, un mucilage fin, analogue à celui qui enveloppe les nerfs de l'homme, et propre à réparer les pertes du malade : pertes d'autant plus fâcheuses, que l'âcreté des humeurs, sorties de leurs canaux ordinaires, ne peut qu'exaspérer des tissus qui ont perdu leur velouté.

Si cette première réponse ne suffisoit pas aux antagonistes de M. Pomme, il leur citeroit leurs propres malades, qui, prêts à mourir dans leurs mains, se sont jettés entre ses bras, et ont été guéris à-la-fois des maux et des remèdes. Ces médecins, après de telles mésaventures, ne ressemblent-ils pas à des hommes armés de toutes pièces, qui reprocheroient à leur vainqueur de les avoir battus avec une petite baguette ?

Au reste, ce n'est ni à un poulet, gros comme le poing, ni à un morceau de veau, gros comme le pouce, que M. Pomme attribue tout l'honneur des belles victoires qu'il a remportées sur ses concurrens ; mais à la nature, qui n'étant plus contrariée dans son action, déploie tôt ou tard son énergie, et montre clairement, qu'elle est la véritable faculté de médecine, et que toute société, fût-elle celle de Montpellier, qui voudroit faire schisme avec elle, marcheroit d'un pas rapide à sa destruction (1).

---

(1) On a vu, en effet, la nature triompher plusieurs fois des entraves que la médecine moderne lui opposoit : un prodige qu'elle vient d'opérer tout-à-l'heure sous mes yeux ne sera pas ici hors de propos. — Une femme de mon voisinage accouche heureusement d'un enfant vigoureux et bien portant, le 27 frimaire an XII ; mais les vidanges sont supprimées. L'accouchée est pauvre, et quoique dénuée de tout secours, elle refuse d'aller à l'hôpital, parce que, dit-elle, on y manque de tout. On me demande conseil et l'aumône en même temps. Je prie M. Dumas, cité plus haut, de se charger de cette infortunée, et de venir journellement me rendre compte de son état. M. Dumas ordonne une saignée au pied ; elle est faite, mais sans succès. Je lui fais entendre qu'une suppression de vidanges aussi subite ne peut provenir que du spasme de la matrice, et que conséquemment il faut bien se garder d'employer des remèdes actifs. On donne des lavemens ; on applique des fomentations faites avec des herbes émollientes sur le ventre

« Il paroît que les rivaux de M. Pomme (s'ils méritent ce nom), sont entrés, plus d'une fois, en lice avec lui. Poussés, peut-être, par un généreux effort pour la pharmacie, cette belle institution, que le temps

---

déjà tendu ; on ordonne des pédiluves chauds ; on auroit préféré les bains tièdes, si la malheureuse femme eût pu se procurer le nécessaire ; on donne aussi une tisane commune avec le chiendent et la fleur de mauve. La maladie fait des progrès effrayans ; les enflures aux jambes surviennent, elles sont bientôt générales ; la malade est suffoquée, elle alloit périr, quand la nature provoque des crachats très-abondans, et des urines plus abondantes encore, que l'on ramassoit sous le lit, et la mourante est sauvée. La nature a donc tout fait ici. La pauvreté de cette femme lui a été bien utile dans cette circonstance ; car si plusieurs médecins avoient été appelés, les potions emménagogues, les tisanes duirétiques chaudes n'auroient pas été épargnées, et cette pauvre créature ne seroit plus. *Medicus naturæ minister et interpres, quidquid meditetur et faciat, si naturæ non obtemperat, naturæ non imperat*, nous dit Baglivi, le plus jeune des médecins de Rome, et cependant le plus habile. Si on demande ensuite que sont devenues les vidanges et le lait ? Il est à supposer que dans le reflux qui s'est opéré subitement de la matrice à la poitrine, et de celle-ci à la superficie du corps, ce sang s'est décomposé, et la sérosité a passé par les crachats et par les urines.

n'a fait qu'affermir et propager , mais qui se verroit ébranlée jusque dans ses fondemens , si jamais on revenoit à suivre la nature, Hippocrate et M. Pomme. Il est sans doute louable à ces messieurs de s'inquiéter ainsi de leurs consorts; cependant pourquoi ne pas s'inquiéter aussi , tant soit peu , de leurs malades »?

« M. Pomme rapporte fidèlement les exemples que ces docteurs hydrophobes, et particulièrement M. B***, opposent aux siens. On croiroit d'abord qu'il en est comme de Moïse , et des magiciens de Pharaon. Mais ici la lutte est encore plus inégale. On juge bientôt que ces messieurs ne sont pas sorciers , et l'on est même étonné de la naïveté avec laquelle M. B*** rend compte du triste succès de tous ses efforts , tandis que les soins de M. Pomme sont toujours couronnés de la plus parfaite guérison. Entre ces deux contendans , l'un a derrière lui ses ressuscités , et l'autre ses morts. Jugez-les par leurs œuvres ».

« Ce n'est pas au reste que M. B*** paroisse absolument étranger à la science de la médecine , du moins à en juger par cette foule de mots tecniques qui assaisonnent ses rapports , et dont il n'est pas plus avare que

du quinquina. Il a l'air d'écrire en grec, et
cependant M. Pomme qui lui répond en français paroît encore le plus grec des deux ».

« Au reste, en voyant M. Pomme traiter,
ainsi qu'il le fait, tant de professeurs, comme
des écoliers, on auroit tort de penser, que
l'amertume de quelques-unes de ses leçons
tienne à la trempe de son caractère. Huit ou
dix lignes extraites des nombreuses diatri-
bes qui l'ont provoqué, montrent assez, que,
les invectives et les sarcames dont ses ennemis seroient tentés de se plaindre, ne font
que retourner à leurs auteurs. Ils y recon-
noîtront leurs propres traits qui sont venus
mourir aux pieds de M. Pomme, et qu'il leur
renvoie d'une main plus rassurée : il suffit
d'ailleurs de connoître la douceur habituelle
de M. Pomme, la noblesse de ses sentimens,
la gaieté de son humeur, pour être convaincu, que si le grand intérêt de l'humanité
souffrante et trahie, ne l'eût forcé à venger
sa propre injure, il n'auroit fait qu'en rire.
Il s'est fait à lui-même un assez bon nombre
de défenseurs, pour n'avoir plus rien à
craindre ; car, enfin, ses ex-malades parlent,
et ceux de ses critiques se taisent ».

» Qu'on ne pense pas, non plus, qu'attaché exclusivement à un système, dont le

premier avantage est d'être sans danger, il ne sache manier des instrumens plus tranchans, lorsque les circonstances l'exigent ; c'est ce dont nous avons été les témoins dans ces derniers temps, lorsqu'à la prière d'une mère éplorée, oubliant ses affaires, son repos, son âge et les soins d'une santé dérangée, il a volé à deux cents lieues au secours d'un intéressant jeune homme, qu'une rapide consomption étoit prête à moissonner dès la première année de son printemps. Alors notre médecin sut interdire l'eau de veau, l'eau de poulet et les bains tièdes aussi sévèrement que ses antagonistes auroient pu le faire ; mais plus habile qu'eux dans l'emploi du régime opposé, il est parvenu à rétablir les forces attaquées dans leurs principes les plus secrets ; et son cœur plus sensible à l'amitié qu'à la gloire, a joui doublement, en rendant le fils le plus chéri à la plus tendre des mères, qu'il avoit autrefois rendue, elle même, à la vie (1). Nous avions pensé que la médecine étoit la superstition *du corps ;* mais M. Pomme nous prouve que la sienne est la véritable religion, puisqu'elle sauve ».

---

(1) M. Emmanuel de B ＊ ＊ ＊, et madame Amélie de B ＊ ＊ ＊, sa mère.

La manière avec laquelle le rédacteur du Journal de Paris s'exprime, annonce un homme très-instruit (1); mais comme il ne connoissoit la guérison de M. de B***, que par oui dire, il n'a pu entrer dans les plus petits détails de cette cure; détails devenus nécessaires pour l'instruction des médecins, et sur-tout pour celle de mes critiques; c'est pourquoi j'ajouterai ici tout ce qui manque à son récit.

Le jeune homme cité, âgé de 17 ans, avoit fait des excès beaucoup trop familiers à son âge, qui l'avoient réduit dans l'état le plus effrayant d'une consomption dorsale. Il étoit pâle, exténué, sans appétit et sans force; il avoit les dents et les gencives en mauvais état, une toux opiniâtre qui le fatiguoit plus le jour que la nuit, et qui, par ses efforts, avoit amené, une seule fois, une

---

(1) J'ai appris depuis peu que ce n'est point le rédacteur du *Journal de Paris* qui a donné cet extrait apologétique de mon *Mémoire sur l'Abus du quinquina*, mais un savant distingué dans la république des lettres, un membre de l'Institut; un homme enfin dont les ouvrages font les délices de la société. A ce portrait on reconnoîtra sans doute M. le-ch. de B**.

légère hémoptisie; il s'éteignoit enfin, comme une lampe qui manque d'aliment. Ce malade est fils d'un père et d'une mère nerveux ; il a apporté en naissant cette disposition organique, je dirai même, sans hyperbole, qu'il étoit mélancolique et hypocondriaque. C'est dans cet état qu'il fut attaqué d'une fièvre bilieuse, accompagnée d'une forte diarrhée qui le réduisit aux abois.

On appella un médecin, celui ci effrayé, avec raison, du triste état dans lequel le malade étoit réduit, prononça, tout de suite, pour le quinquina et le bain froid, d'après l'opinion de Tissot qui a si bien écrit sur cette maladie, et son prognostic fut fâcheux. Mais comment oseroit-on livrer le malade aux bains froids avec une poitrine déjà menacée par une toux opiniâtre ? (Le malade n'avoit pas encore craché du sang). Cela parut difficile à concilier; on s'y refusa, et le médecin se replia alors sur les eaux de Bagnières.

La mère allarmée réclama les secours de l'amitié dont elle m'honore depuis long-temps; elle n'avoit pas oublié que j'avois fait pour elle un voyage à Paris, et qu'à cette époque, j'avois eu le bonheur de lui être utile. Elle me peint dans sa lettre la situation déplorable de son cher Emmanuel; elle m'attendrit; je me rends à ses vœux : je pars pour Paris, j'arrive dans peu, et après avoir vu le malade, je demande trois jours de réflexion avant de prononcer, quand un examen réfléchi me découvrit l'affection scorbutique, au lieu d'une maladie de poitrine, strictement appellée telle. La toux me parut convulsive. Je rassure le malade et sa tendre mère, j'ordonne le cresson. Cinquante bouillons de grenouille, avec une forte décoction de cette plante antiscorbutique, firent un effet si prompt et si frappant, que le malade reprit son appétit et ses forces peu à peu; il fut sauvé.

J'ajoute que m'étant apperçu, après un mois d'usage de ce remède, que le genre nerveux en étoit agacé; je diminuai la dose du cresson; je substituai la simple infusion à la décoction de cette plante; et ce fut avec cette sage précaution que j'arrivai, dans trois mois, à la parfaite guérison.

Les médecins de Paris étonnés de cette nouvelle cure, osèrent me demander, avec un rire sardonique, si M. de B*** ne prenoit pas de l'eau de poulet, et s'il ne se baignoit pas, d'autant mieux que la saison étoit favorable (juillet, août et septembre); non sans doute. Ils furent fort étonnés, dirent-ils,

que je dérogeasse ainsi à mes principes (1).
Mais ils auroient dû savoir qu'on n'est pas
médecin, quand on n'a qu'un remède à sa
disposition ; qu'on ne l'est pas non plus, quand
on ne sait pas démêler du cahos que nous
présente une maladie méconnue dans son
principe, la véritable cause qui l'a produit.
J'ai vu, après trois jours de réflexion, l'affection scorbutique, là où l'on n'avoit vu que la
consomption dorsale. J'ai jugé que les excès
dont il s'agit avoient épuisé la masse des esprits animaux ; que le sang, dépouillé de son
véhicule, avoit contracté un certain dégré
d'épaississement qui le rendoit impropre à circuler ; que les sels, faute de liquide pour les
tenir en dissolution, s'étoient rapprochés; ce
qui avoit produit l'affection scorbutique.

C'étoit donc là le cas de recourir au cresson?
Mais comme le malade est né vaporeux, et
qu'il devoit l'être encore davantage par l'effet
même de cette plante antiscorbutique, il
fallut ajouter un correctif à ce puissant re-

____

(1) Comment pourrois-je déroger à mes principes,
après avoir fait mention dans mon *Traité des Va-*
peurs, de toutes les maladies qui se compliquent
avec elles, et l'affection scorbutique n'est-elle pas de
ce nombre?

mède, ce fut le bouillon de grenouille qui tempéra ce que le cresson avoit de contraire à cet état nerveux, et par le mélange de ces deux remèdes, j'obviai à cette complication.

Voilà pour M. Maurice, cité plus haut, une nouvelle preuve que je connois les complications des affections nerveúses, et que je les attaque avec des remèdes à elles propres; ce qui devroit suffire à mes adversaires. Mais s'ils trouvent des exemples contraires à ma doctrine, ils seront bien satisfaits; et en effet, un médecin de mes amis, déjà cité, (M. Bouchon, à Uzès) pénétré depuis long-temps, de la vérité de mes principes, qu'il ne cesse de mettre en pratique, m'a raconté, dans une visite qu'il a bien voulu me faire à mon retour de Paris, l'année passée, qu'un de nos mécréans lui avoit présenté un exemple contradictoire, en apparence, avec ma théorie et ma pratique; et cet exemple le voici.

Une femme attaquée d'une descente de matrice éprouvoit, des symptômes spasmodiques; elle étoit sujette, en outre, à l'asthme, pour lequel elle prenoit des toniques et des antispasmodiques qui la soulageoient; elle fut guérie par un pessaire; de sorte que le pessaire, en contenant la matrice, fit cesser le tiraillement des cordons de ce viscère, d'où provenoient les symptômes spasmodiques ; et en cela le pessaire fut le meilleur de tous les antispasmodiques dont cette femme avoit usé infructueusement jusques-là. Quant à l'asthme, que le même remède a guéri, il provenoit, sans doute, du même tiraillement des cordons de la matrice, ce qui procuroit la *dispnée utérine*. Telle est la réponse que je fais à une objection que l'on croyoit bien victorieuse, qui, cependant, plaide elle-même en faveur de mon opinion, bien loin de la contredire.

Que l'on objecte tant que l'on voudra ; que l'on ramasse des faits isolés, ou non, tant que l'on pourra ; ces faits ne contrediront jamais ma théorie, et l'expérience sera toujours pour elle. Mes critiques se replieront, sans doute, sur ma trop grande véridicité, ils me l'a reprocheront, peut-être, avec raison ; mais la pureté de mes intentions, et le desir de m'opposer aux maux que l'on procure journellement par une pratique contraire, me justifieront toujours aux yeux de tout homme qui aime la vérité, et qui la cherche aux dépens de l'amour propre de ceux qui voudroient l'obscurcir, sans préjudice de toute autre considération.

« Souverains de la terre, s'écrie dans l'effervescence de son zèle, mon ami le docteur Lejoyand, dans son excellent ouvrage sur les *Principes Naturels* : vous répugnez à voir couler le sang de vos sujets ; mais il existe dans vos Empires un fléau plus destructeur encore que la guerre ; c'est l'infraction continuelle aux lois de la simplicité, et l'oubli des autres préceptes donnés par nos premiers maîtres. Il en est de bien essentiels que je n'ose désigner. Il n'est pas permis à l'homme d'évoquer à la fois toutes les vérités nues et brillantes sur la terre ; elles feroient rougir trop de parjures ».

« Si on proposoit un moyen d'ajouter cinquante mille hommes tous les ans à la population de chacun de vos Etats, vous mettriez tout le poids de l'autorité pour que rien ne s'opposât à son exécution. Vous en conserveriez bien davantage, si la médecine étoit exercée comme elle doit l'être, et seulement si tant de compositions absurdes étoient proscrites. La médecine mérite une nouvelle place dans le Code des Lois, puisque les hommes se sont accoutumés à traiter si légèrement ce qui doit le plus les intéresser ».

M. Valentin ajoute dans son Traité de la Fièvre Jaune, page 54 : « Depuis le siècle d'Hippocrate jusqu'à la fin du dix-huitième de l'ère moderne, c'est-à-dire jusqu'en 1784, époque où M. Lejoyand a écrit *les Principes Naturels*, on avoit vu des Aristophanes et des Molière s'égayer sur la médecine, et plaisanter les médecins; on avoit vu des encyclopédistes propager le doute sur quelques articles, et répandre l'obscurité sur le plus grand nombre. Jamais on avoit tant parlé de la nature, jamais on ne s'en étoit plus éloigné dans la pratique et dans la théorie. La médecine a donc besoin d'une législation nouvelle. M. Lejoyand en a démontré la nécessité; il en a découvert les bases, et on lui devra en grande partie l'impulsion extraordinaire que l'on remarque déjà dans quelques écrits ».

Je laisse pour un moment mes adversaires, pour faire parler mes malades, quand ils sont en état de me prêter leur plume. Pour cet effet, je transcrirai ici la lettre que je reçois d'un avocat de Paris, qui a su se guérir lui-même avec mon Traité des Vapeurs à la main, et qui ne m'ayant pas trouvé à Arles, ni à Paris, n'a pas voulu se dispenser de me témoigner sa reconnoissance (1).

---

(1) M. D*** arriva à Arles deux jours après mon départ pour Paris ; il arriva ensuite à Paris après mon départ pour Arles.

Paris, 7 brumaire an XII.

« Je vous dois une lettre, monsieur; si ce n'est pas par intérêt pour ma santé actuelle, c'est au moins par reconnoissance pour l'excellence de vos principes, en matière de maux de nerf, auxquels j'ai l'intime persuation que je dois l'existence; ou ce qui vaut mieux encore, la raison qui me reste. Je vous la dois encore par considération pour votre famille, dont j'ai reçu l'accueil le plus obligeant et le plus gracieux, et pour plusieurs personnes qui veulent bien s'intéresser à moi, dont les unes et les autres, m'ont dit, vous avoir parlé de la course que j'avois entreprise pour aller vous voir à Arles, et pour jouir d'un entretein avec vous ».

« Il ne me reste aucun doute, que la cause morale de ma maladie ne provienne des chagrins violens que j'ai essuyés, sur lesquels, cependant j'ai pris mon parti. Mais j'attribue son terrible accroissement aux toniques, auxquels m'avoient soumis des médecins des plus célèbres de Paris (1). J'ai éprouvé tout ce

____

(1) Si ce malade n'avoit pas consulté des médecins si célèbres, il n'auroit pas été livré aux toniques dont il se plaint avec raison. Des médecins du second ordre, beaucoup moins savans en formules chimique

que

que vous connoissez en maux de nerfs. Une seule considération m'a conservé l'existence pendant cet intervalle. J'avois un dégoût pour la vie qui n'a jamais été porté si loin. La religion m'a soutenu, sans quoi, j'aurois donné à ma famille le scandale d'une destruction volontaire (1) ».

« J'étois dans ce triste état, lorsque votre Traité des Vapeurs est tombé dans mes mains. J'ai pratiqué avec le plus grand succès vos sages conseils, pour détruire en moi, soit la trop grande raréfaction de l'air intérieur, soit la tension démesurée de mes nerfs, et au bout de six semaines, je fus un autre homme. Un des symptômes qui m'avoit le plus tourmenté étoit les songes dont j'étois obsédé, auprès desquels ceux que vous rapportez dans votre livre, ne sont que des gaietés. Ces songes me faisoient regarder mon lit comme un lieu de supplice. Je me trouvois plus voluptueusement couché, chaque nuit, tout nud, sur le marbre qui borde le

---

ques et pharmaceutiques, l'auroient guéri par le seul régime aqueux.

(1) C'est à cette cause qu'il faut attribuer la fréquence des suicides que nous voyons avec douleur, et plus encore à la cause morale qui les détermine, quand la religion ne vient pas s'y opposer.

parquet de ma cheminée , que dans mon lit. Dans ma convalescence , ce lit m'étoit devenu moins odieux. Je ne me sentois plus , comme auparavant précipité de ce lit avec fracas; mais les idées les plus noires m'affligeoient encore pendant mon sommeil ».

« Ma mélancolie , pendant le jour , me sembloit renaître ; ce qui me fit prendre le parti de voyager , et toujours par vos conseils. Je tournai mes pas vers le second auteur de ma nature , dont le livre m'avoit fait tant de bien. Mon entreprise n'a pas réussi dans ce qui vous regarde , puisque vous veniez de partir pour Paris où l'on vous avoit appelé ; mais à l'exception de cela seul , mon voyage a été tellement heureux , et si rempli d'agrémens , que je n'oserois en faire le sujet d'un roman , dans la crainte qu'il ne parut invraisemblable. Malgré une série d'évènemens tous plus agréables , je ne pouvois m'abandonner au plaisir d'en jouir à mon aise , surtout à cause de mes nuits qui n'étoient jamais calmes. Il s'ensuivoit une tristesse , une inertie , une incapacité d'occupations et de jouissances qui me faisoient d'autant plus de peine , que dans d'autres momens , j'avois la confiance d'une aptitude extraordinaire ».

« Je me dis souvent que je devrois être

content de mon état actuel , en comparaison de celui dont je suis sorti. Grâce à vous , monsieur , je connois aujourd'hui la cause physique de mon mal , et les soulagemens généraux qu'on peut y apporter ; mais ce qui me chagrine , c'est l'attention continuelle avec laquelle je suis obligé de veiller sur moi , sous peine de la plus affreuse mélancolie. Il est constant que mon tempérament est de fer , et que jamais je n'ai souffert par foiblesse. D'après une telle constitution , j'ai éprouvé que les toniques étoient de vrais poisons pour moi » (*et pour bien d'autres*).

« Permettez , à présent , monsieur , de hasarder quelques conjectures. Je ne veux pas suer conformément à vos avis , parce que je sens que je dessécherois davantage mes fibres et mes nerfs ; mais je voudrois être capable de cette transpiration insensible , si nécessaire pour ma santé ; puisque c'est dans le moment que je l'obtiens, que je jouis réellement d'une autre existence. Hors de là , je suis dans un état d'ivresse qui me rend un être presque nul , qui m'ôte la faculté de comprendre ce que je lis , et qui me rend d'une timidité inconcevable ; toutes ces infirmités disparoissent au moment que la transpiration se rétablit ».

« C'est cette habitude de transpiration insensible, si nécessaire pour ma santé, que je ne puis contracter, qu'en prenant de l'eau de veau ou de poulet, de l'eau froide, et puis tiède, du lait d'amande dégourdi et autres boissons relâchantes; mais rien de tout cela ne m'est salutaire au bout de quelques jours. Ce qui m'incommode le plus, c'est qu'en prenant le moindre exercice, la transpiration qui voudroit s'établir, me procure des ardeurs à la peau et une sécheresse importune. Je me sens alors piqué sur toute la superficie du corps par un million d'épingles qui paroissent s'insinuer dans mes pores ».

« Voilà, monsieur, le détail de mes maux actuels, auxquels j'oppose la résignation et la pratique de vos conseils généreux; cependant ma confiance est grande dans l'auteur du miracle dont je suis le sujet; et j'attends de lui des secours ultérieurs pour achever ma guérison. Aussi vous suis-je dévoué par tous les sentimens qui peuvent vous être agréables; l'amitié, le respect, l'admiration, la reconnoissance et tous autres favorables, dont je suis pénétré au dernier dégré, etc. »

J'ai répondu à ce malade que le voyage qu'il a fait en Provence, avec un certain succès, avoit été trop précoce, puisqu'il l'avoit empêché de continuer son régime, et sur-tout l'eau de poulet et les bains, dont il ne peut se passer encore, s'il veut perfectionner son rétablissement ; je lui ai donc conseillé d'y revenir de nouveau.

Un auteur moderne (M. Reveillon), qui a écrit après moi, qui est entré en lice avec tant d'autres sur la théorie des maux de nerfs, et qui a établi son systême sur le défaut de la transpiration insensible, trouvera, peut-être, un appui dans cette difficulté qu'éprouvoit ce malade à transpirer. Mais s'il veut bien concevoir, sans prévention, que c'est ici l'effet de la tension de la fibre qui entraîne avec elle la diminution du calibre des vaisseaux exhalans de la peau ; il conviendra alors, qu'il a pris l'effet pour la cause ; et pour arriver à la démonstration de cette vérité, je le prie d'observer que le malade nous dit que pour faciliter cette transpiration, il étoit obligé de recourir à l'eau de veau, à l'orgeat, au lait d'amande, etc. ; ce qui annonce clairement que tout ce qui relâche, en pareil cas, augmente la transpiration ; et que conséquemment la tension de la fibre est ici ce qui y met obstacle.

Cette théorie est encore appuyée sur le symptôme le plus commun aux femmes vaporeuses ; c'est l'abondance des urines et leur limpidité, qui remplacent toujours le défaut de transpiration ; et si c'est au défaut de cette transpiration qu'il faut attribuer la cause des vapeurs, il faudroit donc y comprendre aussi cette abondance d'urine qui en est un symptôme, ce qui seroit inconséquent ; d'où il faut nécessairement conclure que ce sont ici des effets de la cause primitive, et conséquemment des symptômes de cette même cause, et rien de plus ; et s'il faut rendre raison de cette limpidité des urines qui est inséparable de l'état vaporeux, nous la trouverons dans la diminution du calibre des tuyaux urinaires, ce qui rend l'argument sans réplique ; ainsi donc tension, constriction, sécheresse, rigidité, spasme, sont synonimes ; ils constituent la vraie cause des vapeurs, sans préjudice de la complication humorale que l'on rencontre souvent, et que l'on ne peut détruire qu'avec des remèdes à elle propres, après avoir obtenu le relâchement de la fibre nerveuse.

Je croyois avoir fini avec M. Baumes; mais j'oubliois que j'avois encore quelque chose à lui dire, quand sa Nosologie paroîtroit. Elle vient de paroître ; le voilà donc cet ouvrage, si long-temps attendu, et si emphatiquement annoncé? Qu'est-il? Que vaut-il? Fera-t-il enfin fortune? Non, sans doute; ceux qui prendront la peine de lire cette monstrueuse compilation, qui n'est encore qu'une pierre d'attente, n'y trouveront rien de neuf; si ce n'est une théorie toute chimique, qui est accompagnée d'une nomenclature aussi ridicule qu'effrayante, sortie du fourneau de ce *chimico-nosologue*, nomenclature qui distingue la compilation de toutes les nosologies que nous possédons déjà; de sorte que voulant s'élever au-dessus de Sauvages, de Selle et de Pinel, trois professeurs justement célèbres, et de tous ceux qui les ont précédés dans cette carrière nosologique, M. Baumes n'est pas parvenu à son but, tant s'en faut.

A côté de cette étrange production que j'ai reçue de Montpellier, j'ai trouvé une lettre d'un jeune médecin (M. Maucler), adressée à M. Baumes; par laquelle ce jeune élève, plus érudit que son professeur, se disculpe d'un reproche de plagiat, que celui-ci lui avoit fait dans son journal, avec ce ton impérieux qui caractérise ce fougueux journaliste; finissant par lui dire : « vous m'avez » reproché à tort, comme vous voyez, mon-» sieur, de m'être paré des plumes du paon;

» puisque, depuis long-temps, vous l'en avez
» dépouillé (1) ». Et en effet M. Maucler
reproche, avec les preuves en main, à
M. Baumes, d'avoir copié mot à mot *Piquer*
dans le chapitre des parotides de son Traité
des Fièvres; et pour que son accusation ne
ressemble pas à celle de son adversaire, il
place le texte de Piquer à côté de celui de
M. Baumes, imprimé l'un et l'autre à mi-
marge, comme fit autrefois Bouvard avec
Tronchin, quand il eût découvert le plagiat
de celui-ci.

Il annonce ensuite, à M. Baumes, qu'il
s'occupe, depuis quelque temps, d'un ouvrage qui aura pour titre : *Les Réputations
littéraires usurpées*, ou *les Plagiats décou-
verts*, dans lequel il trouvera un chapitre
très-étendu pour ce qui le concerne. « Puisse
» cette justification, que je rends publique,
» lui dit-il, en finissant, décider les autorités
» supérieures à faire cesser le scandale que
» vous occasionnez dans l'illustre Ecole de
» Montpellier, par vos sorties indécentes,
» faites pour rebuter le jeune élève qui vient

---

(1) Voyez *Lettre de M. Maucler*, médecin, à
M. Baumes, son professeur, imprimée à Montpellier, le 11 germinal an XI.

» pour s'instruire, et non pour essuyer d'in-
» justes sarcasmes ».

Je finirai par me disculper envers les auteurs que j'ai censurés malgré moi, et sur-
tout envers la faculté de médecine de Montpellier, à laquelle je dois une juste reconnoissance pour tant de bienfaits qu'elle m'a
prodigués dans le temps de mes études (1).
Je les prie en conséquence d'observer qu'é-
tant assailli de toutes parts par des écrivains
mal intentionnés, sortis de son sein, je me
suis vu obligé de défendre ma cause, qui est
celle des humains; et si tous ces critiques de
mauvaise foi veulent enfin se rendre justice,
ils seront forcés d'avouer qu'étant les aggres-
seurs dans cette dispute littéraire, ils sont
les premiers coupables; tandis que moi paisible dans mes foyers, depuis que j'ai quitté
Paris; n'ayant d'autre ambition que de voir
propager ma doctrine, j'ai dû répondre à
toutes les objections que l'on m'a faites et
aux sarcasmes dont on m'a constamment
abreuvé.

On n'attaque pas d'ailleurs des préjugés

____

(1) Je dois sur-tout beaucoup à M. Chaptal (l'on-
cle du ministre), mon maître, à qui j'ai dédié mon
premier essai sur les vapeurs.

profondément enracinés, sans faire de grands efforts. Il a fallu déchirer le voile qui cachoit la vérité; ce qui ne se fait pas sans bruit. Trop heureux, si en m'attirant la haine de la secte pharmaceutique, j'ai pu arriver à mon but, qui fut toujours de montrer aux humains les piéges que lui tend, depuis très-long-temps, une médecine trop scientifique qui ne guérit jamais.

Ce reproche de ma part n'est que trop fondé; une pratique des plus étendues, qui date depuis 50 ans, m'a démontré que ce ne sont pas les médecins faiseurs de phrases et de systêmes qui guérissent, mais la nature, quand elle n'est pas contrariée par les remèdes chimiques et pharmaceutiques, et qu'elle est aidée par une pratique sage et éclairée. Telles sont les leçons que je me fais un devoir de donner à mes concitoyens. Tel est mon testament médical, par lequel je termine ma carrière. Puissent les médecins actuels et futurs, et sur-tout les malades, en faire leur profit!..

Qui potest capere capiat.

FIN.

TABLE

DES TITRES

CONTENUS DANS CE VOLUME.

Avant-propos,   pag. 1

MÉMOIRE ET OBSERVATIONS CLINI-
QUES SUR L'ABUS DU QUINQUINA,   5

MARTYROLOGE DU QUINQUINA.

Première Observation,   26
Seconde Observation,   31
Troisième Observation,   37
Quatrième Observation,   64
Cinquième Observation,   72
Sixième Observation,   81
Septième Observation,   88
Huitième Observation, avec l'extrait
  du Mémoire sur le principe fébrifuge
  du quinquina, par M. Seguin,   94
Neuvième Observation,   110
Dixième Observation,   118
Onzième Observation,   131
Douzième et treizième Observation en
  faveur du quinquina,   137

MARTYROLOGE DES ANTISPASMODIQUES.

*Réflexions médicales sur la maladie et
    la mort du général en chef de l'ar-
    mée de Saint-Domingue,*   page 145

CONCLUSION,   162

RÉFUTATION DE LA DOCTRINE MEDI-
CALE DE BROWN, MEDECIN ECOS-
SAIS,   174

NOTICE SUR L'ELECTRICITÉ, LE GAL-
VANISME ET LE MAGNETISME,   202

Machiavélisme médical,   217

*Extrait apologétique du Mémoire sur
    l'abus du quinquina,*   237

*Lettre de M. D**, avocat de Paris,*   256

*Lettre de M. Maucler à M. Baumes,
    son professeur,*   263

ERRATA.

Page 45 *ligne* 20, exposé, *lisez* opposé.

                  21, opposé, *lisez* exposé.

    55   10, de caractère, *lisez* de ce caractère.

    136   15, être égarés, *lisez* êtes égarés.

    159   3, un métastase, *lisez* une métastase.

    161   26, ne passant, *lisez* en passant.

    196   21, préférèrent, *lisez* préfèrent.

    223   15, bonne fois, *lisez* bonne foi.

    230   4, cette événement, *l.* cet événement.

    241   8, ravages, *lisez* rouages.